Das
Buch für den Po

von

David Kirsch

auch bekannt als Master of the Ass®

Illustrationen von

Steve Wacksman

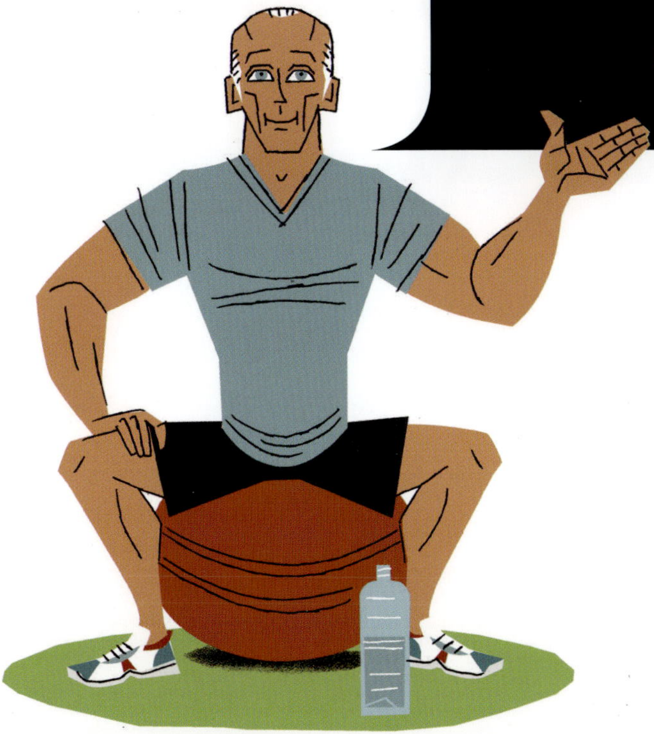

Ich bin David Kirsch.

Seit zwanzig Jahren forme ich
die knackigsten Hintern
im Showgeschäft.

Bibliografische Information der Deutschen Nationalbibliothek:
Die Deutsche Nationalbibliothek verzeichnet diese Publikation in der Deutschen Nationalbibliografie; detaillierte bibliografische Daten sind im Internet über http://d-nb.de abrufbar.

Für Fragen und Anregungen:
davidkirsch@rivaverlag.de

2. Auflage 2010

Nymphenburger Straße 86
D-80636 München
Tel.: 089 651285-0
Fax: 089 652096

Übersetzung: Dr. Kimiko Leibnitz
Druck: Druckerei Joh. Walch, Augsburg
Printed in Germany

ISBN 978-3-86883-068-2

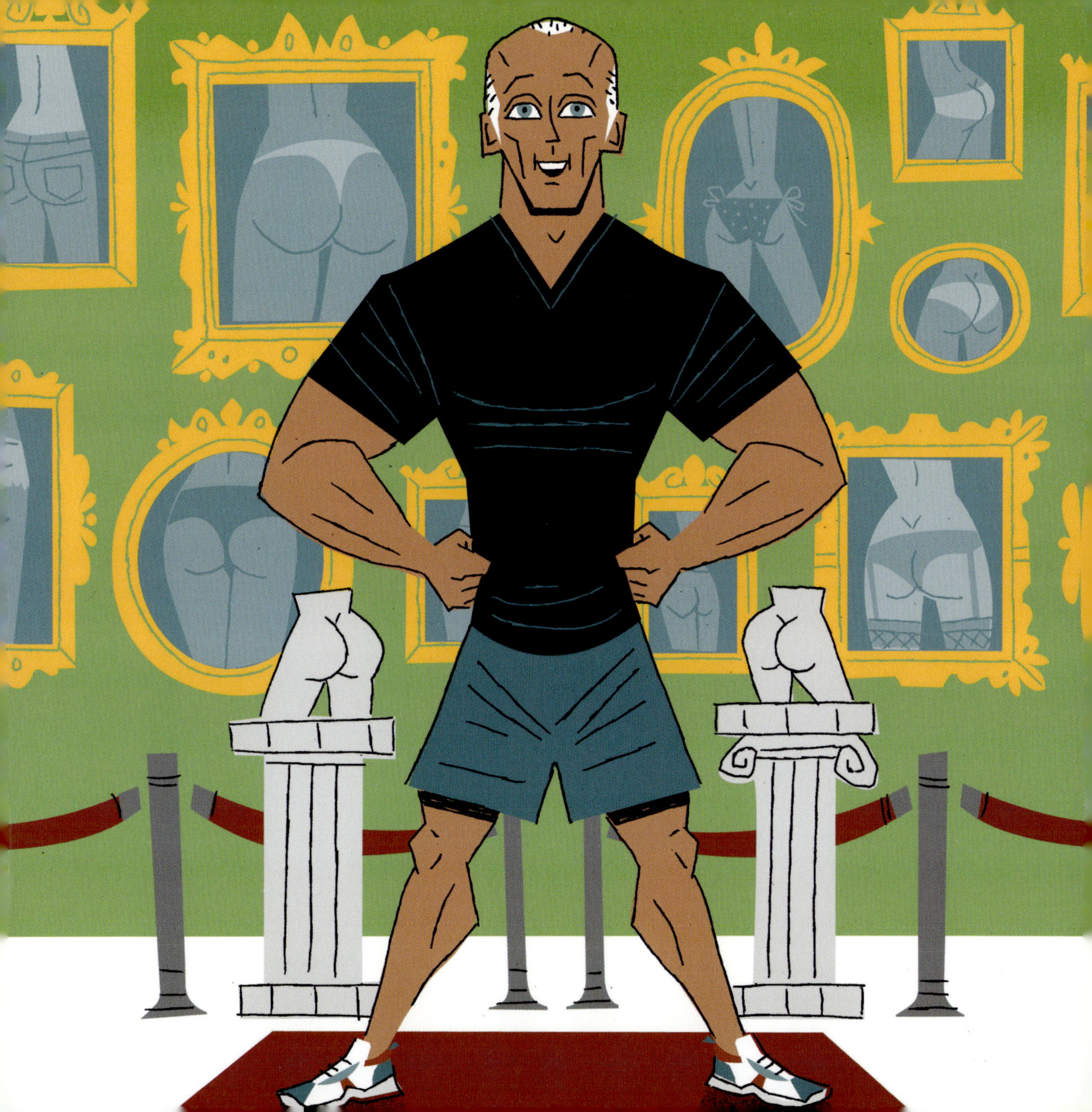

Heidi Klum, Liv Tyler, Naomi Campbell, Linda Evangelista, Karolina Kurkova, Kerry Washington, Kim Raver, Anne Hathaway, Ellen Barkin … sie alle haben sich an mich gewandt, um ihren Po in Form zu bringen.

Jetzt sind Sie an der Reihe.

Ich habe zwar schon drei Fitnessbücher geschrieben, aber dieses hier verfolgt einen völlig neuen Ansatz – ich werde darin so mit Ihnen reden, wie ich es auch mit den Klienten in meinem New Yorker Studio zu tun pflege. Betrachten Sie dieses Büchlein also als private Trainingsstunde. Zunächst schauen wir uns Ihren Po an und widmen uns anschließend dem Workout. Dieses Buch sollte Ihr ständiger Begleiter werden – nehmen Sie es mit ins Fitnessstudio oder legen Sie es auf Ihr Sofa, genau dahin, wo Sie sonst immer vor dem Fernseher gesessen haben (die Chipstüte können Sie schon mal wegräumen …). Es enthält eine Reihe von Bewegungen, die Sie zu Hause im Wohnzimmer oder während einer kurzen Pause im Büro ausführen können. Die Übungen sind leicht und einfach umzusetzen.

Eines sollten Sie wissen: Mir ist noch nie ein Po begegnet, den ich nicht formen konnte. Ich kann

ihn höher, runder, fester, größer oder auch kleiner machen.
Es war schon immer meine Trainingsphilosophie, Menschen dabei zu helfen, das Beste aus sich herauszuholen! Ob jung oder alt, ob Model, Hausfrau oder Vorstandschefin – Sie haben einen tollen Po, der nur darauf wartet, zur Geltung zu kommen. Also ran an die Arbeit.
Wie alle meine Programme ist auch dieses als Leitfaden gedacht. Sie können es jederzeit an Ihr individuelles Fitnessniveau oder an die Ausrüstung anpassen, die Ihnen zur Verfügung steht. Solange Sie sich alles abverlangen, sind Variationen in Ordnung. Entscheidend ist, dass Sie mit Leib und Seele dabei sind. Und versuchen Sie nicht zu mogeln. Sie wissen ja: Von nichts kommt nichts. Ohne Schweiß kein Preis.

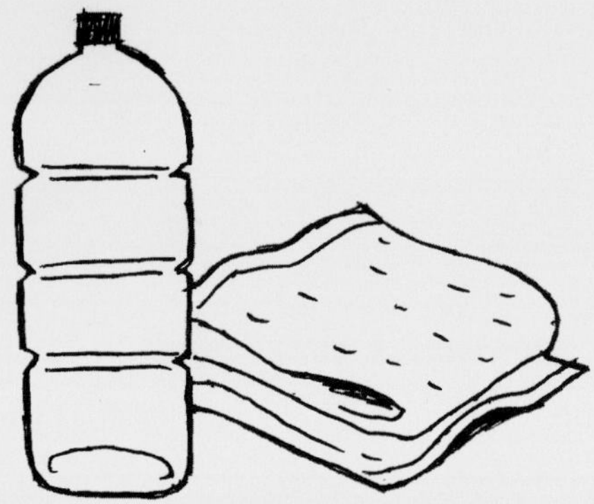

Die 4 KÖRPERTYPEN

Rundum füllig

Claire

Wenn Sie zunehmen, dann sammeln sich die Pfunde hier und dort, ja eigentlich überall an. Sie sollten sich an die vorgeschlagenen Übungen halten und zusätzlich Ihre Ausdauer trainieren, dann wird Ihr Po kleiner, straffer und fester.

TYP 1 der Apfel

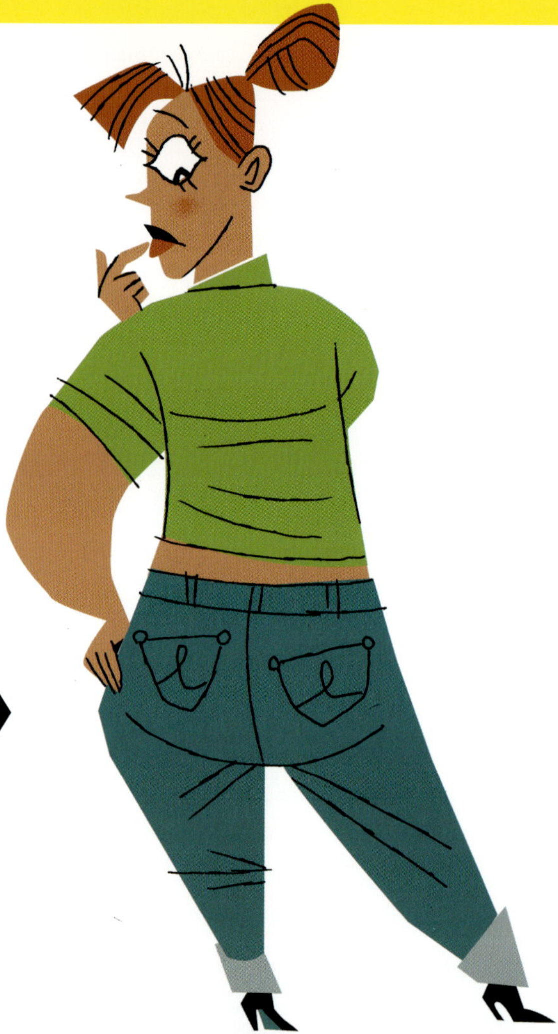

Körper sind wie Schneeflocken: Jeder ist einzigartig. Ich habe jedoch vier Grundformen ausgemacht. Die meisten Menschen können sich einem dieser Typen zumindest annähernd zuordnen. Jede Form stellt andere Ansprüche an das Training und die Ernährung.

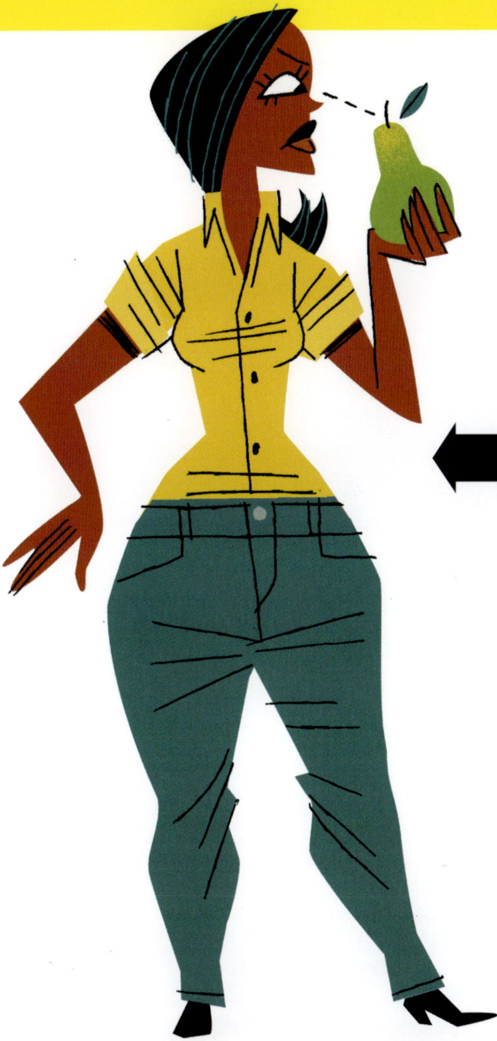

TYP 2 die Birne

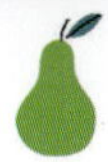

Die Birne

Rhonda

Allen denjenigen, deren Gewicht sich in der unteren Körperhälfte anzusammeln scheint, rate ich: nur keine falsche Scham! Konzentrieren wir uns auf einige spezielle Übungen, die den Po straffen und festigen, und J. Lo wird vor Neid erblassen.

Die 4 KÖRPERTYPEN

TYP 3 die Banane

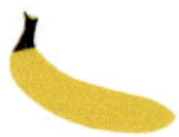

Auf der Suche nach einer Kehrseite

Kristina

Aha, ein klassischer Fall von flachem Hintern. Sie nehmen überall zu, nur nicht am Po. Damen dieses Körpertyps sei gesagt, dass die Tage des Schlabberlooks gezählt sind. Wir sorgen dafür, dass Ihr Po an Umfang gewinnt, sich hebt und rundet.

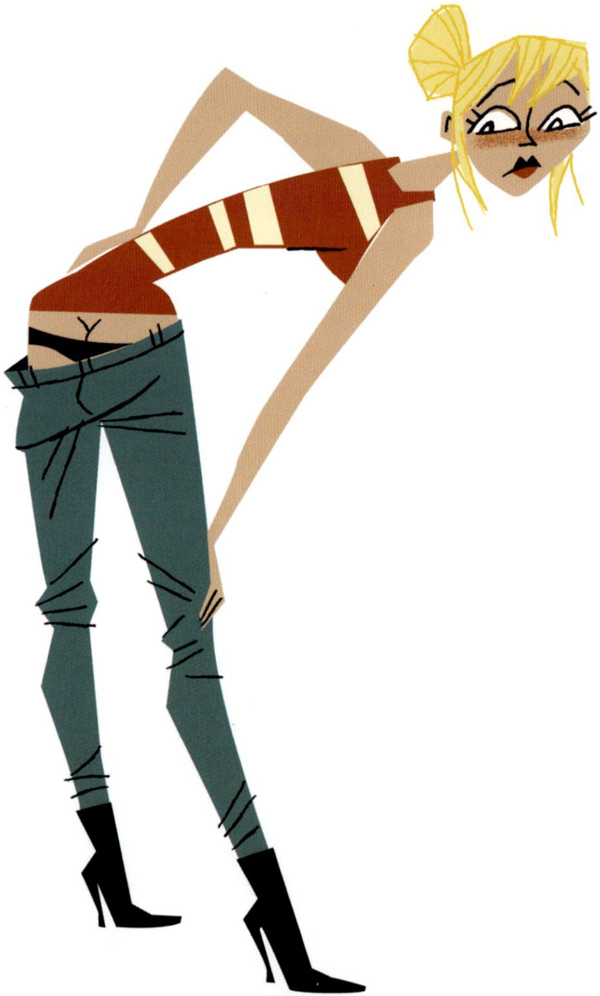

Achten Sie auf den folgenden Seiten auf diese Symbole. Sie zeigen an, für welchen Körpertyp die Übungen geeignet sind.

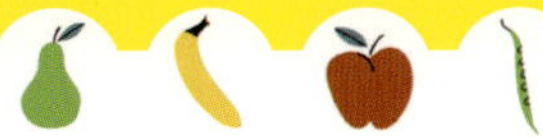

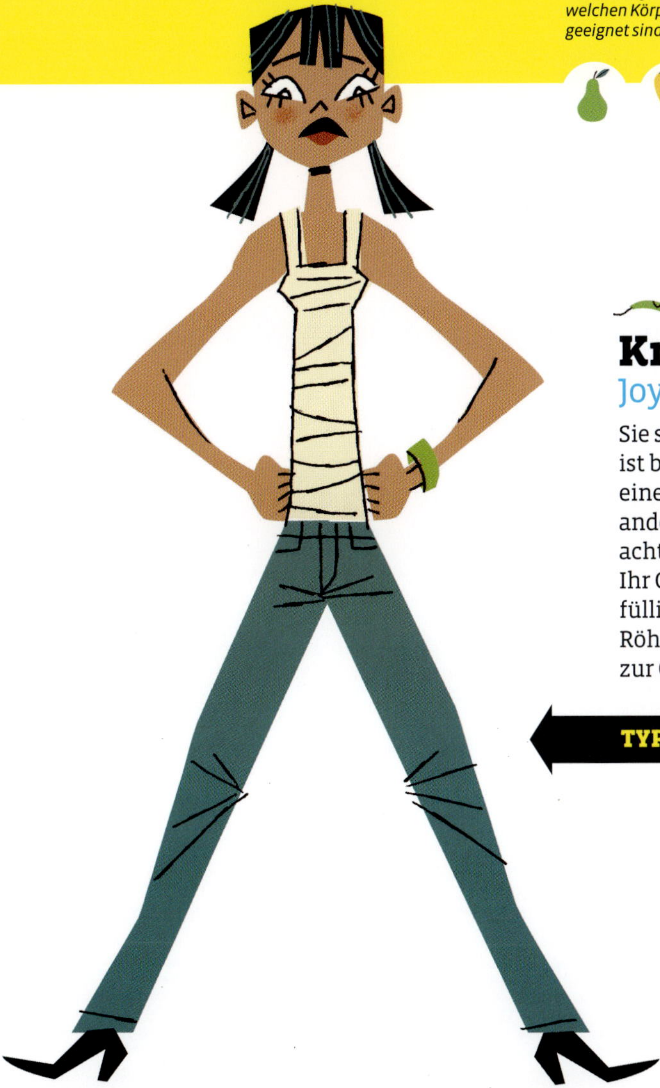

Knabenform

Joyce

Sie sind schlank, und das ist bewundernswert, aber eine „runde Sache“ sieht anders aus. Bei Ihnen achten wir darauf, dass Ihr Gesäß ein wenig fülliger wird, damit die Röhrenjeans so richtig gut zur Geltung kommt.

TYP 4 die Bohnenstange

2 Die ÜBUNGEN

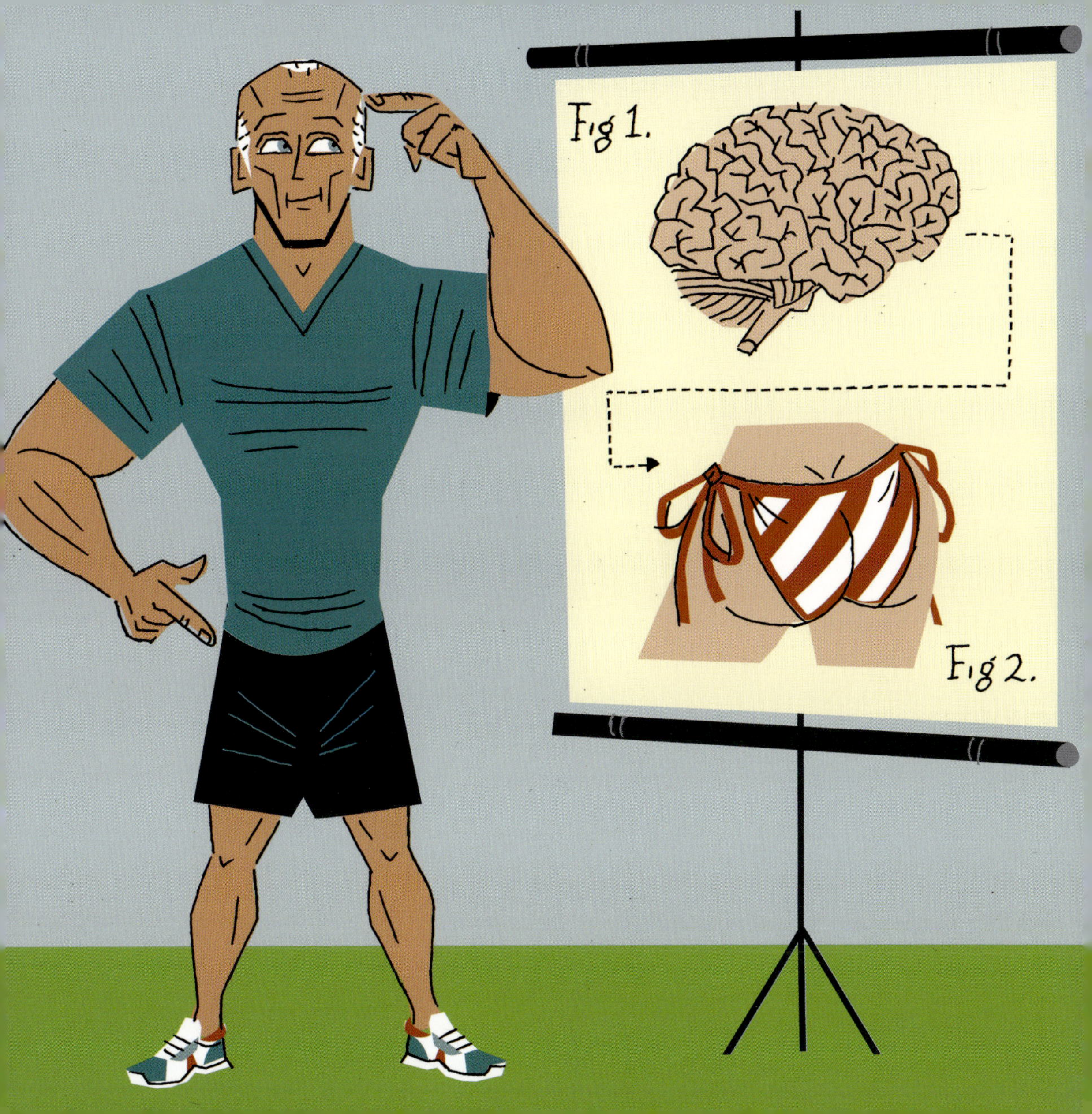
Fig 1.
Fig 2.

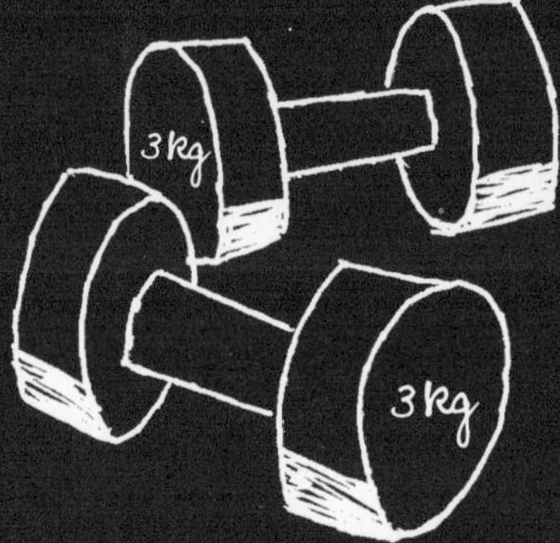

Konzentrieren Sie sich auf den Po …

Ich sage meinen Klienten immer, dass sie sich voll und ganz in ihren Hintern versetzen müssen. Ich meine damit, dass sie Ihre Energie bündeln sollen! Wenn Sie sorgfältig auf Ihren Körper achten, spüren Sie ganz genau, welche Muskeln gerade arbeiten.

Auf den folgenden Seiten finden Sie eine Reihe von Übungen, die Ihr Gesäß heben, straffen, formen und festigen. Führen Sie diese Bewegungen viermal in der Woche aus und konzentrieren Sie sich dabei völlig auf Ihren Po. Können Sie spüren, wie sich Ihre Muskeln dort anspannen?

Gehen Sie an Ihre Grenzen, aber übertreiben Sie es nicht. Wenn irgendeine Übung erhebliches Unwohlsein verursacht, sollten Sie sofort damit aufhören und einen Arzt aufsuchen – selbst der tollste Hintern der Welt ist es nicht wert, sich zu verletzen.

Beachten Sie beim Training bitte die folgenden sechs Prinzipien.

KÖRPERMECHANIK: Achten Sie auf eine korrekte Haltung und Ausführung.

KONZENTRATION: Bleiben Sie im Hier und Jetzt!

FLOW: Stimmen Sie Bewegung und Atmung miteinander ab.

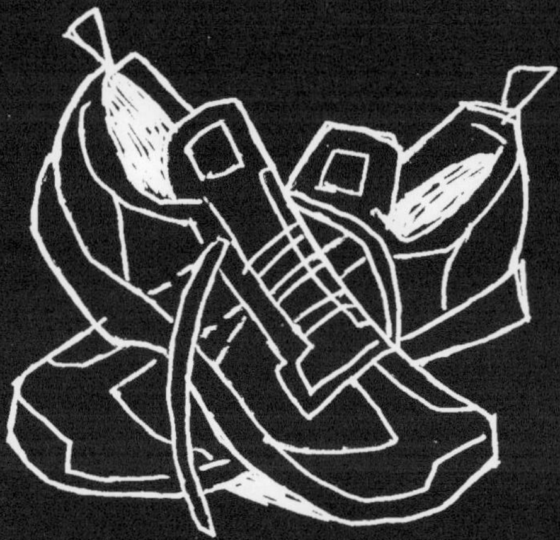

VISUALISIERUNG: Stellen Sie sich vor, wie Ihnen der eleganteste Ausfallschritt oder die formvollendete Kniebeuge gelingt.

BLICK: Ein alter Ballerina-Trick, der wirklich funktioniert. Manche Übungen fallen leichter, wenn man einen festen Punkt im Raum fixiert.

EINSTELLUNG: Streichen Sie »Das schaffe ich nicht« aus Ihrem Wortschatz.

Meine Übungen lassen sich individuell anpassen. Außerdem gebe ich Ihnen Tipps und Alternativen, falls Sie Probleme mit dem Rücken oder den Knien haben. Greifen Sie bei Bedarf darauf zurück.

Und jetzt kann es losgehen.

2 GOOD MORNINGS

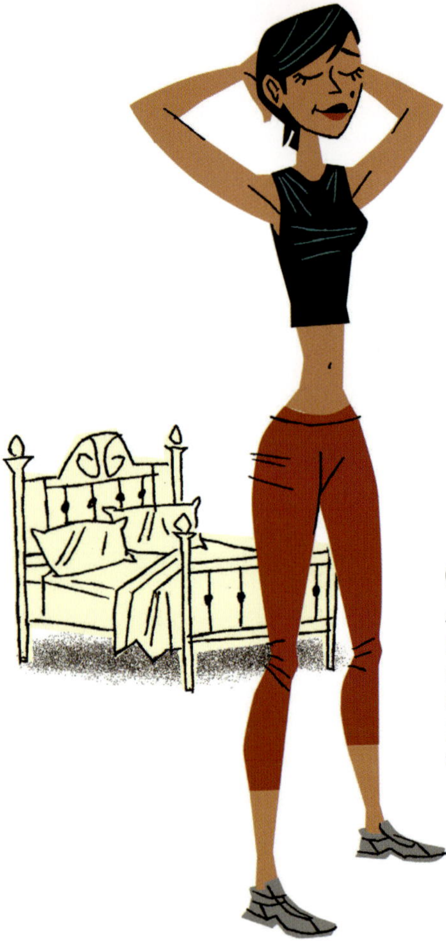

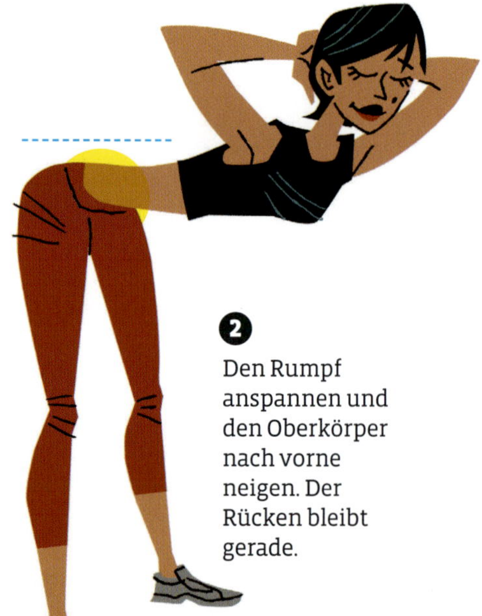

1

Aufrechte Haltung, schulterbreiter Stand, die Hände hinter dem Kopf verschränkt.

2

Den Rumpf anspannen und den Oberkörper nach vorne neigen. Der Rücken bleibt gerade.

Aufwachen! Schwingen Sie Ihren Hintern aus dem Bett und konzentrieren Sie sich auf ihn. Eine schnelle Runde Rumpfbeugen vor der ersten Tasse grünem Tee lockert Ihre verspannten Muskeln und bereitet Sie auf die bevorstehende Übungseinheit vor.

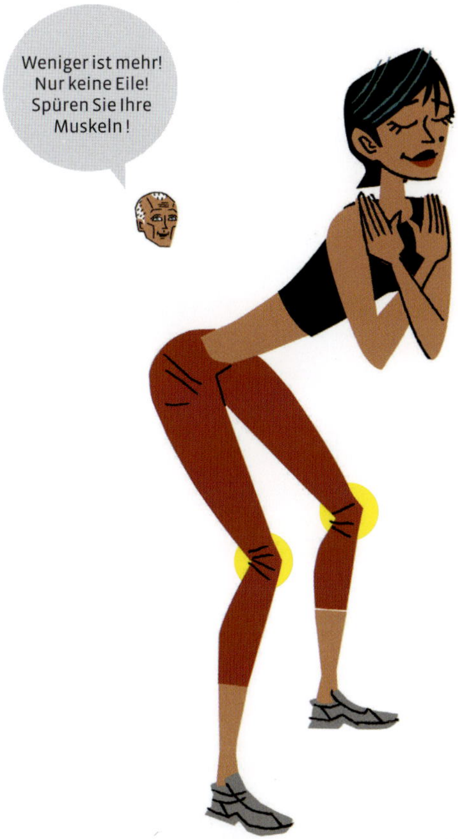
Weniger ist mehr!
Nur keine Eile!
Spüren Sie Ihre
Muskeln!

Variante

Kreuzen Sie die Hände vor der Brust und beugen Sie die Knie ein wenig. Wenn Sie Beschwerden im unteren Rücken haben, neigen Sie sich nur leicht nach vorne.

2 KNIEBEUGEN

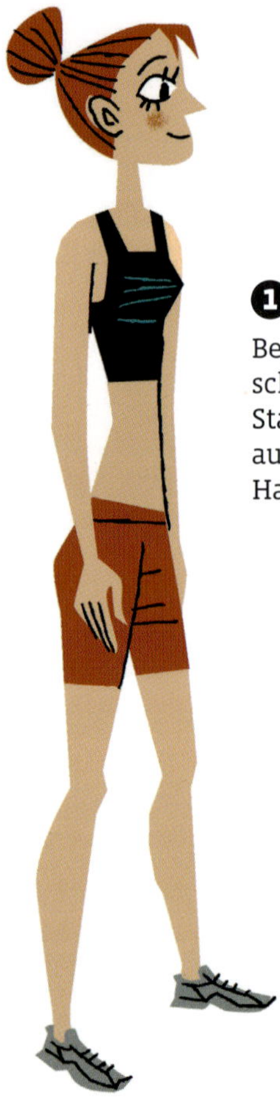

1

Beginnen Sie in schulterbreitem Stand und aufrechter Haltung.

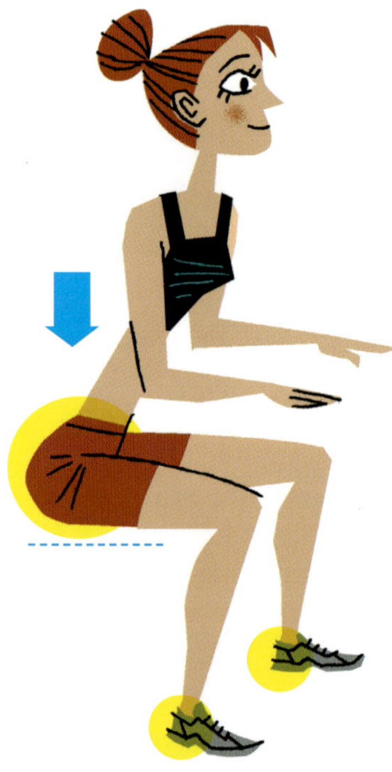

2

Beugen Sie die Knie und verlagern Sie Ihr Gewicht auf die Fersen, bis sich die Oberschenkel parallel zum Boden befinden.

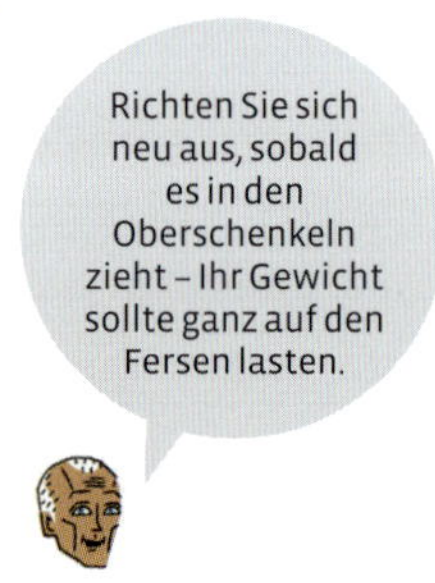
Richten Sie sich neu aus, sobald es in den Oberschenkeln zieht – Ihr Gewicht sollte ganz auf den Fersen lasten.

Eine Kniebeuge gelingt nur dann, wenn man sich voll und ganz auf seine Kehrseite konzentriert. Achten Sie darauf, dass Sie sich aus den Fersen heraus aufrichten – so wird die Gesäßmuskulatur maximal beansprucht.

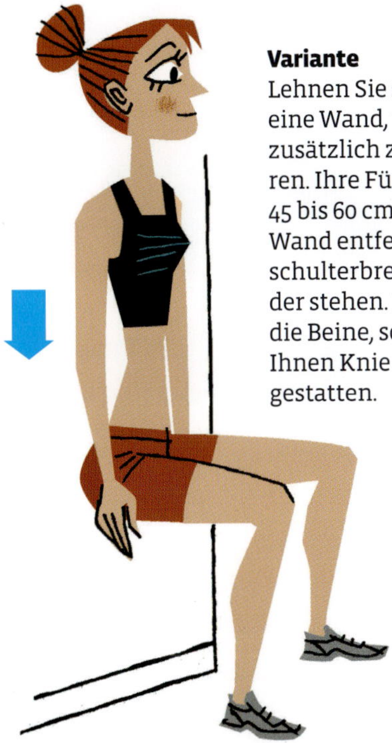

Variante
Lehnen Sie sich gegen eine Wand, um sich zusätzlich zu stabilisieren. Ihre Füße sollten 45 bis 60 cm von der Wand entfernt sein und schulterbreit auseinander stehen. Beugen Sie die Beine, so weit es Ihnen Knie und Rücken gestatten.

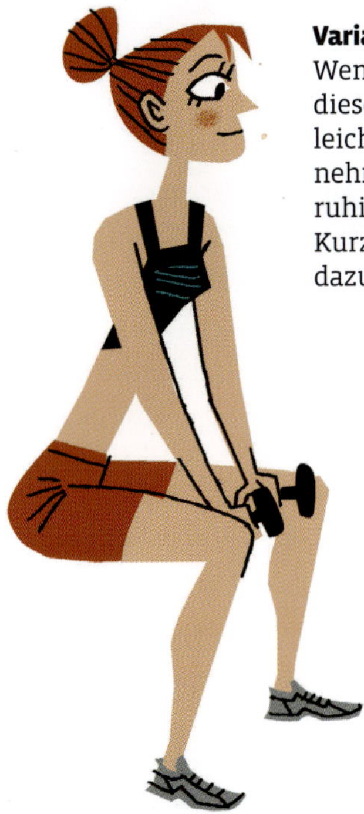

Variante
Wenn Ihnen diese Übung zu leicht fällt, nehmen Sie ruhig ein Paar Kurzhanteln dazu.

2 PLIÉ SQUATS

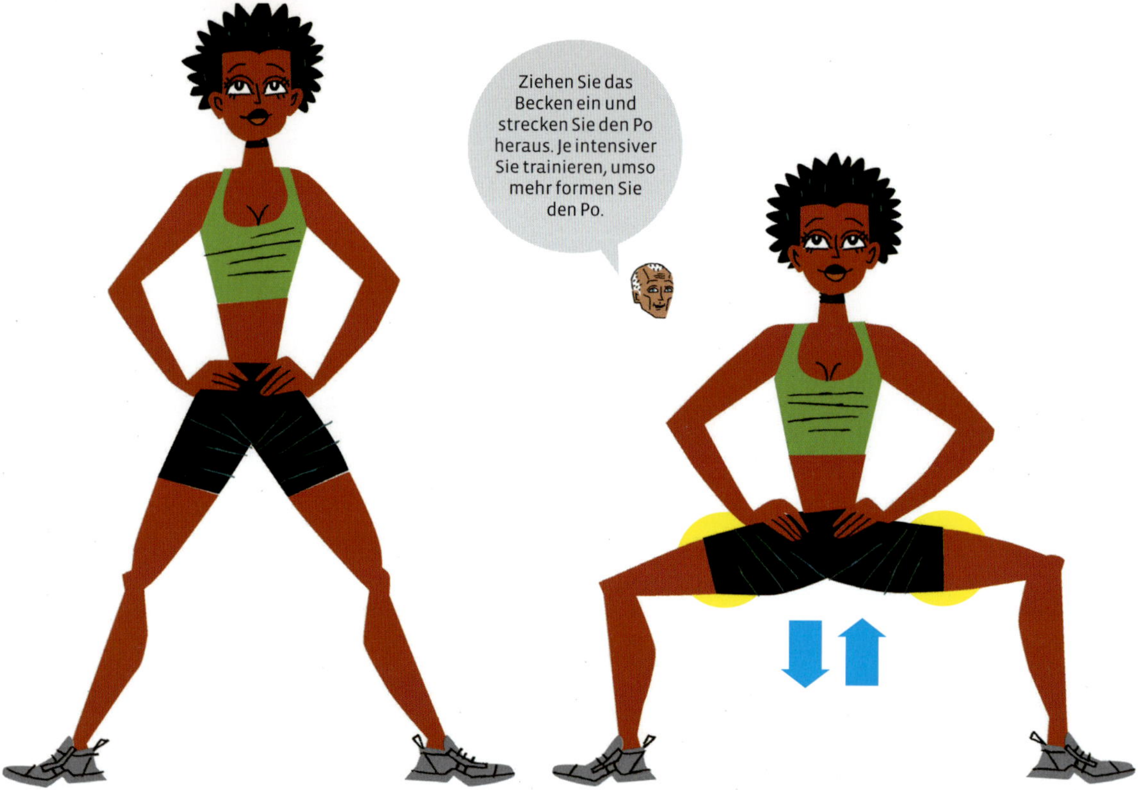
Ziehen Sie das Becken ein und strecken Sie den Po heraus. Je intensiver Sie trainieren, umso mehr formen Sie den Po.

1. Ihre Füße stehen etwas weiter als schulterbreit auseinander, die Zehen zeigen nach außen. Das Gewicht liegt auf den Fersen.

2. Gehen Sie nun in die Hocke. Das Gewicht bleibt auf den Fersen, die Knie zeigen nach außen.

Diese verschärfte Version der Kniebeuge eignet sich hervorragend für den Birnentyp. Sie greift die untere Po-Partie an und beansprucht die Oberschenkelinnenseiten. Ein bereits knackiger Po wird durch diese Übung zu einem echten Prachtexemplar.

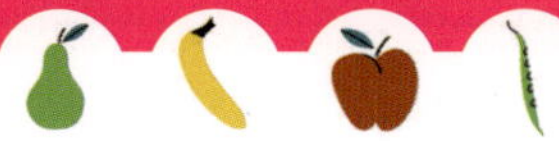

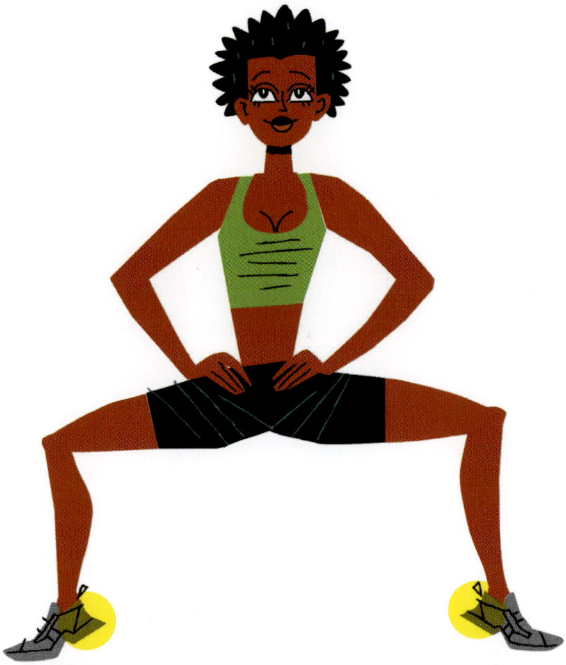

Fortgeschrittene Variante *Plié Squats auf den Fußballen.* Wenn Sie den Plié Squat beherrschen, können Sie die Übung ein wenig anspruchsvoller gestalten, indem Sie die Fersen vom Boden lösen. So werden Adduktoren, Po und Rumpf stärker beansprucht.

2 AUSFALLSCHRITTE

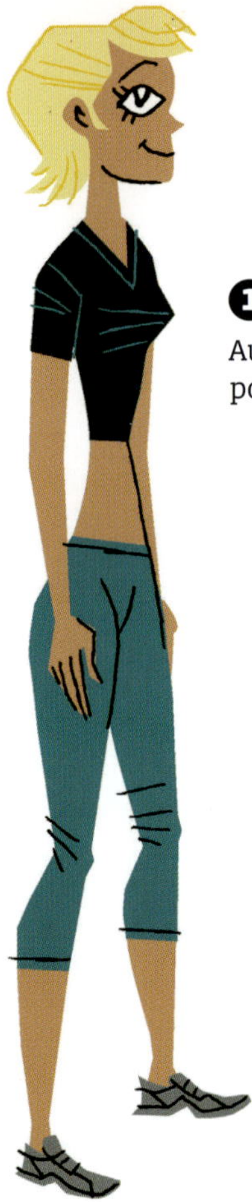

1
Ausgangs-
position.

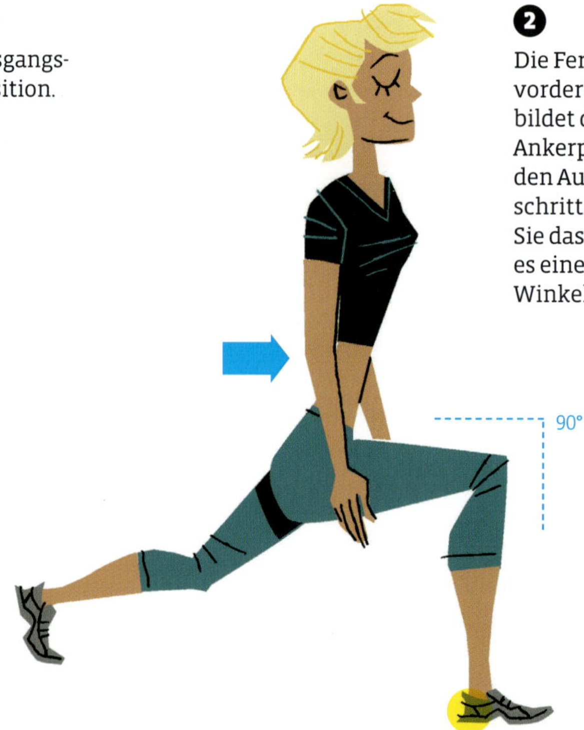

2
Die Ferse des vorderen Fußes bildet den Ankerpunkt für den Ausfallschritt. Beugen Sie das Knie, bis es einen rechten Winkel bildet.

Ausfallschritte sind eine klassische Übung, um den Po zu formen und zu straffen. Es gibt zahlreiche Variationen. Zunächst jedoch müssen Sie die Basisversion beherrschen.

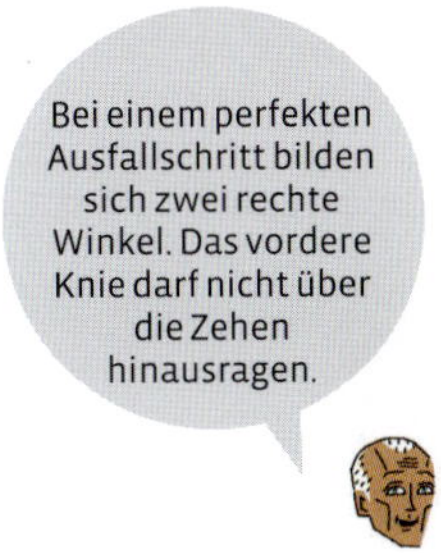
Bei einem perfekten Ausfallschritt bilden sich zwei rechte Winkel. Das vordere Knie darf nicht über die Zehen hinausragen.

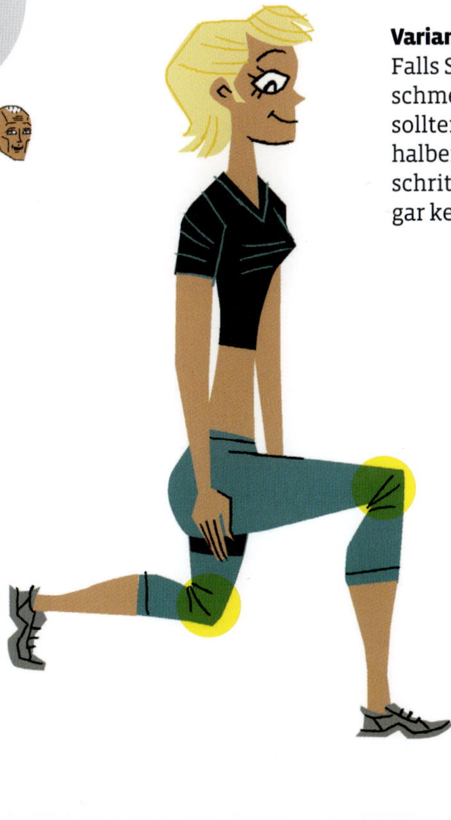

Variante
Falls Sie Knieschmerzen haben sollten, ist ein halber Ausfallschritt besser als gar keiner.

2 CROSSOVER-AUSFALLSCHRITTE

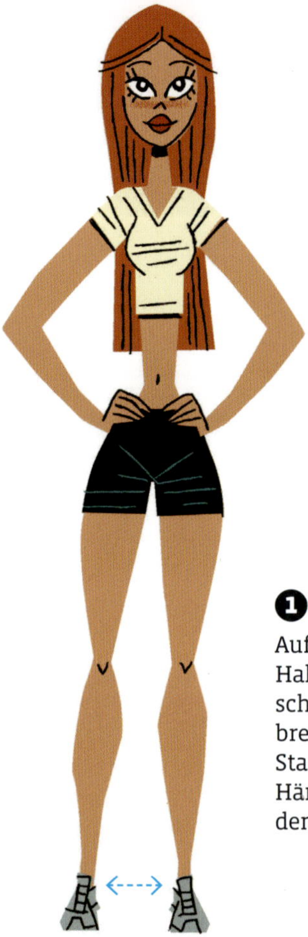

1

Aufrechte Haltung, schulterbreiter Stand, Hände auf den Hüften.

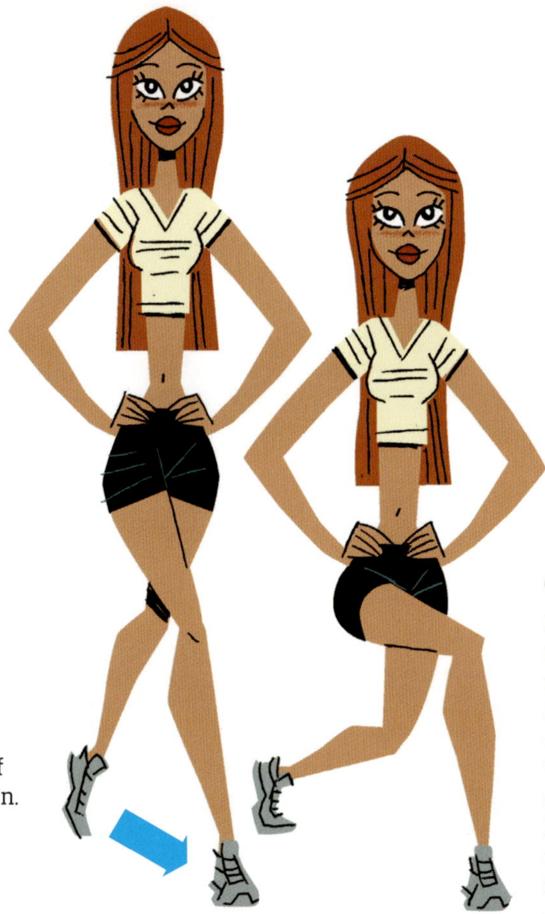

2

Beginnen Sie mit dem rechten Bein. Machen Sie einen Überkreuzschritt nach links vorne und beugen Sie zugleich die Knie.

Diese Übung ist der natürliche Feind der Reiterhose und eignet sich hervorragend, um die äußere Po-Partie in Form zu bringen!

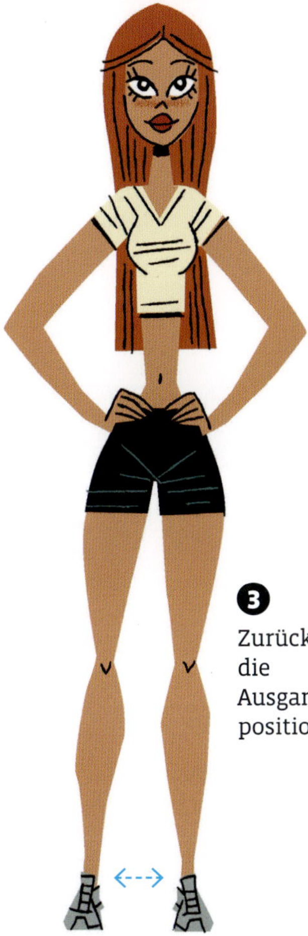

3 Zurück in die Ausgangsposition.

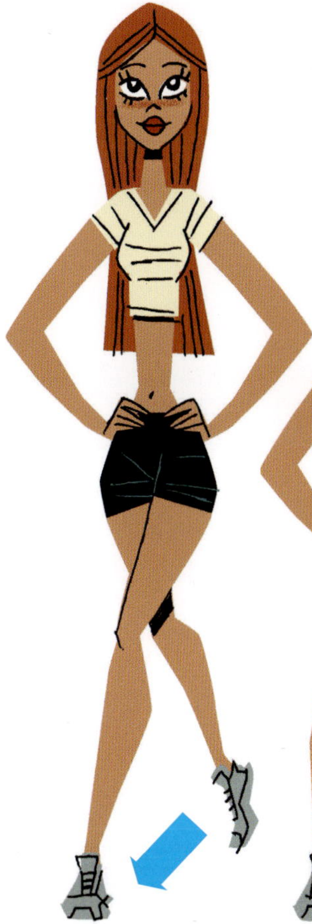

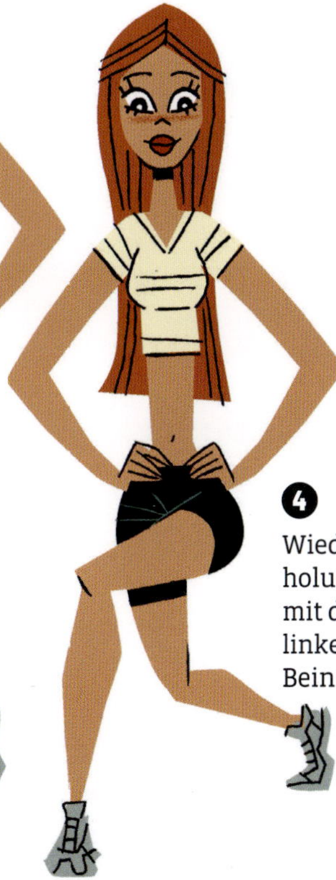

4 Wiederholung mit dem linken Bein.

2 SEITLICHE AUSFALLSCHRITTE

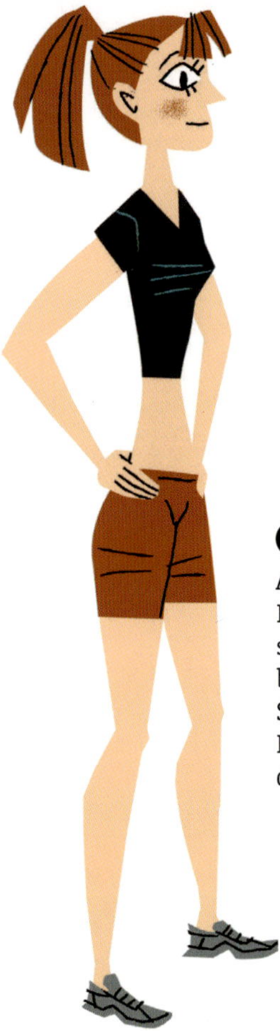

1
Aufrechte Haltung, schulterbreiter Stand, Hände auf den Hüften.

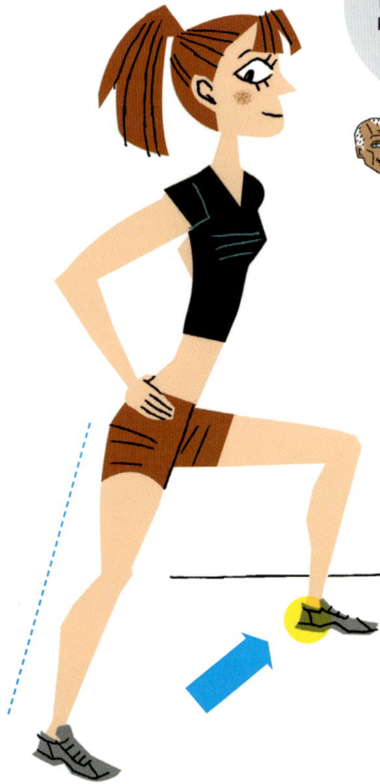

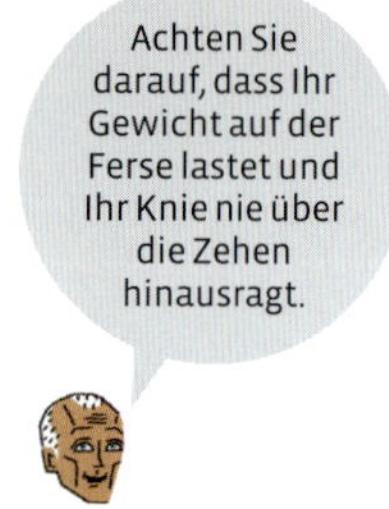
Achten Sie darauf, dass Ihr Gewicht auf der Ferse lastet und Ihr Knie nie über die Zehen hinausragt.

2
Machen Sie mit dem linken Bein einen Schritt zur Seite, das Gewicht ruht dabei auf der Ferse. Das rechte Bein bleibt ganz gestreckt.

Auch diese Übung eignet sich bestens für alle Körpertypen. Man strafft damit die inneren Oberschenkel und formt zugleich den Po.

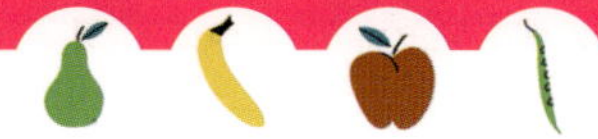

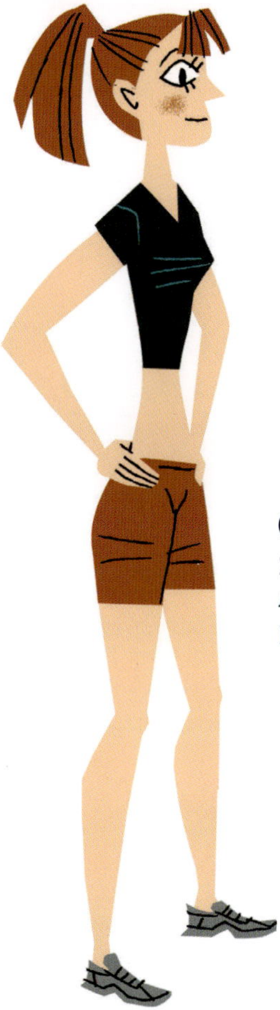

❸
Zurück in die Ausgangsposition.

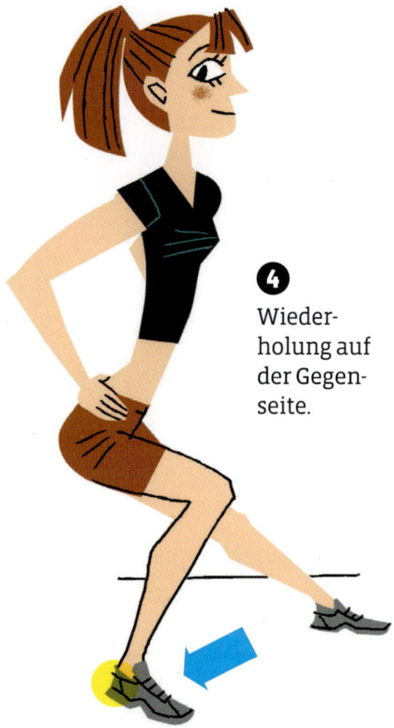

❹
Wiederholung auf der Gegenseite.

2 KREUZHEBEN MIT GEBEUGTEN KNIEN

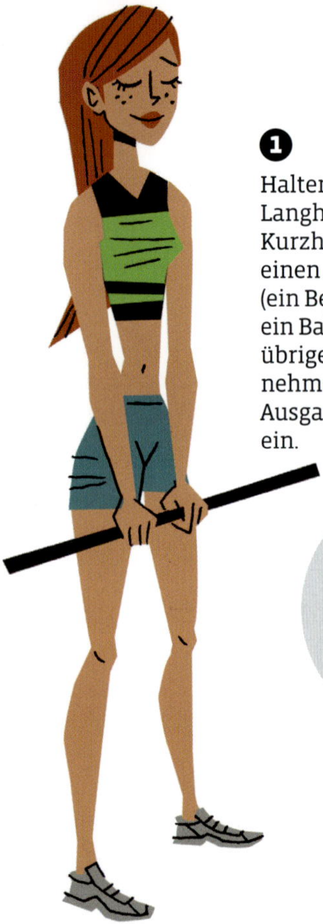

1

Halten Sie eine Langhantelstange, Kurzhanteln oder einen Medizinball (ein Besenstiel oder ein Baby tun es übrigens auch!) und nehmen Sie die Ausgangsposition ein.

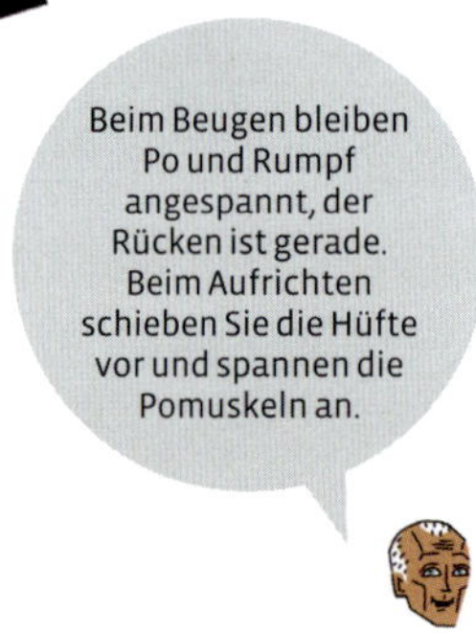
Beim Beugen bleiben Po und Rumpf angespannt, der Rücken ist gerade. Beim Aufrichten schieben Sie die Hüfte vor und spannen die Pomuskeln an.

2

Beugen Sie den Oberkörper nach vorne. Gehen Sie dabei leicht in die Knie und strecken Sie das Gesäß heraus.

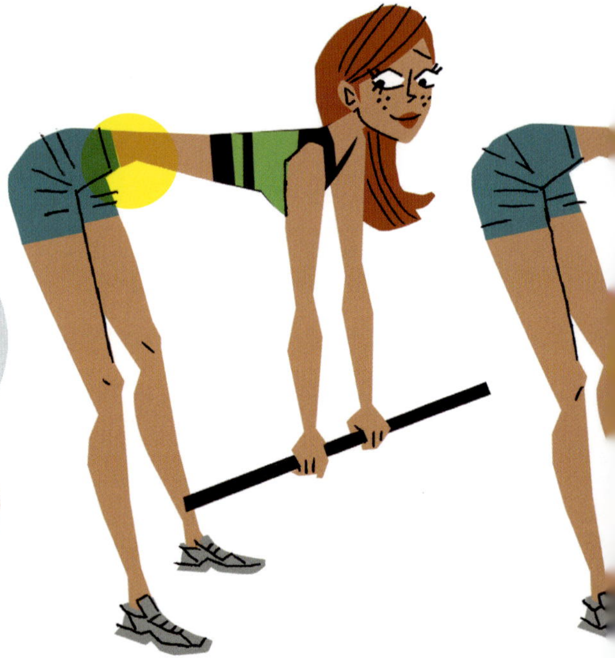

Im Vergleich zu den verwandten Good Mornings ist diese Übung ein echter Kracher, weil sie den Po enorm strafft und formt.

Variante Falls Sie Probleme mit dem Gleichgewicht haben, können Sie sich an einer Stuhllehne oder Tischkante festhalten.

Variante Versuchen Sie, beim Absenken des Oberkörpers abwechselnd das linke und dann das rechte Bein anzuheben.

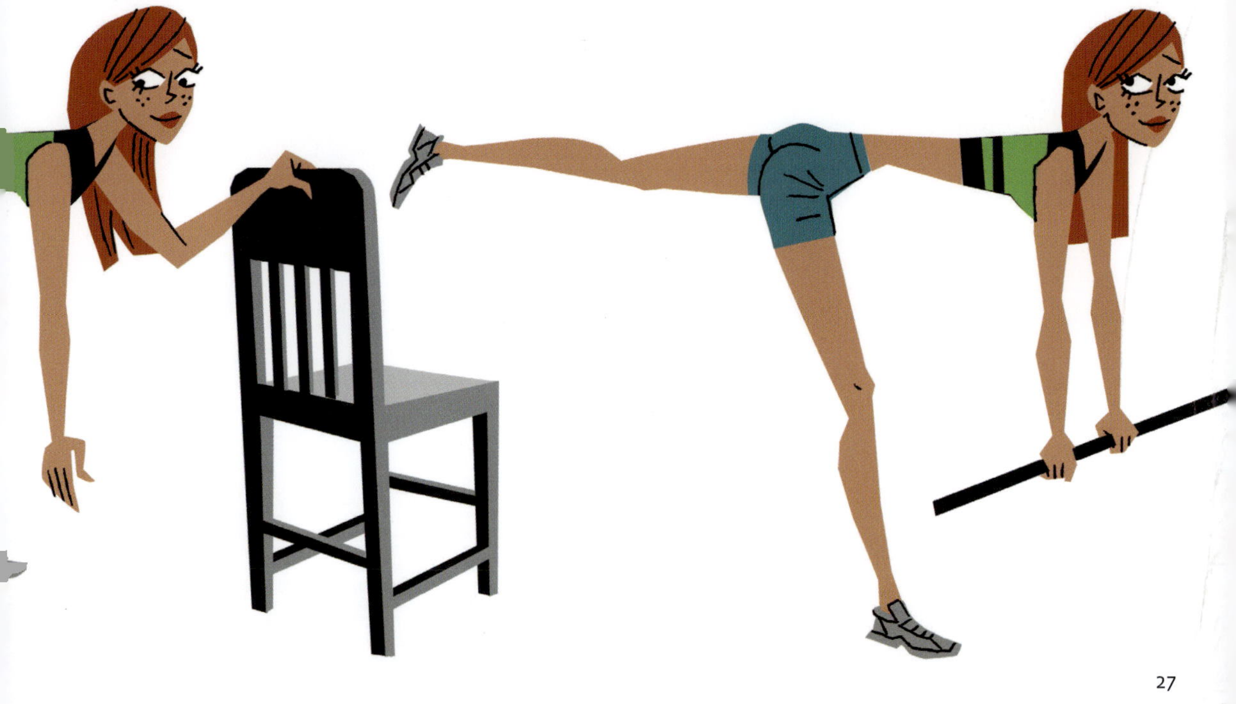

2 SCHNABELTIERGANG

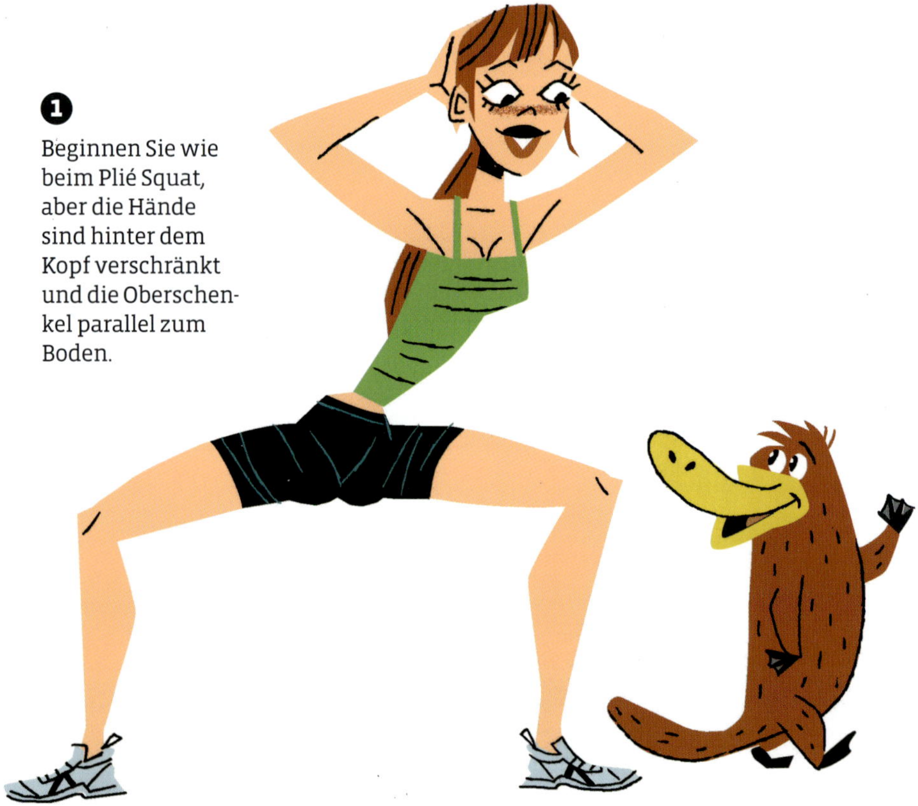

❶

Beginnen Sie wie beim Plié Squat, aber die Hände sind hinter dem Kopf verschränkt und die Oberschenkel parallel zum Boden.

Eine von mir entwickelte Übung. Sie werden dabei zwar nicht anmutig aussehen, doch das Ergebnis kann sich sehen lassen!

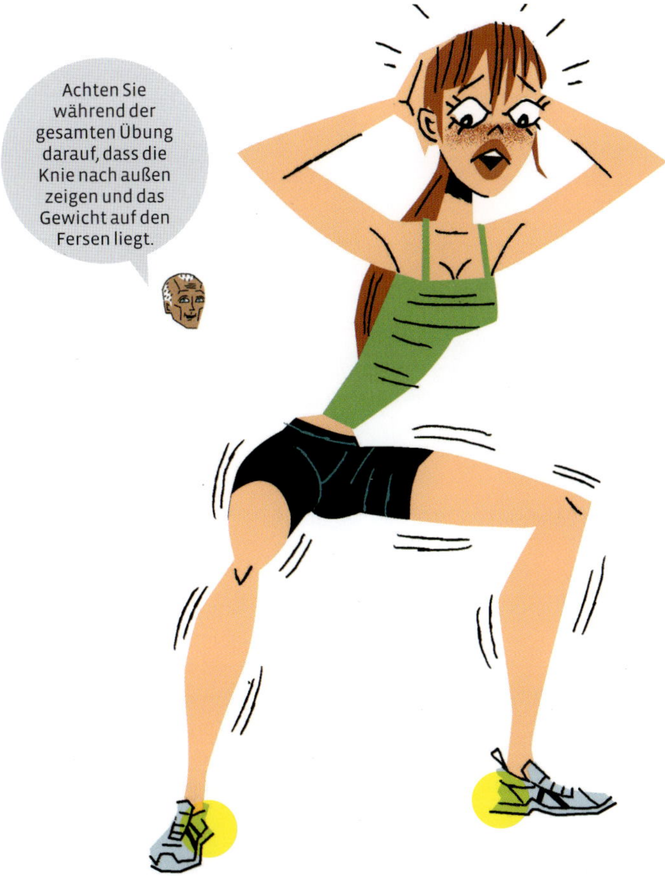
Achten Sie während der gesamten Übung darauf, dass die Knie nach außen zeigen und das Gewicht auf den Fersen liegt.

2

Schreiten Sie voran! Setzen Sie einen Fuß vor den anderen und behalten Sie die Körperspannung bei. Und jetzt das Ganze rückwärts …

2 SUMO-AUSFALLSCHRITTE

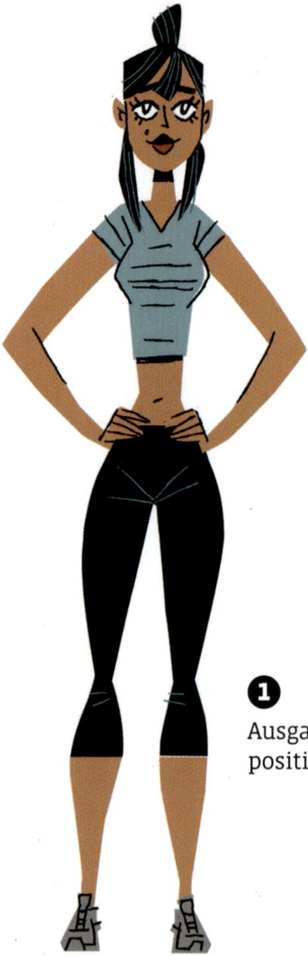

❶
Ausgangs-
position.

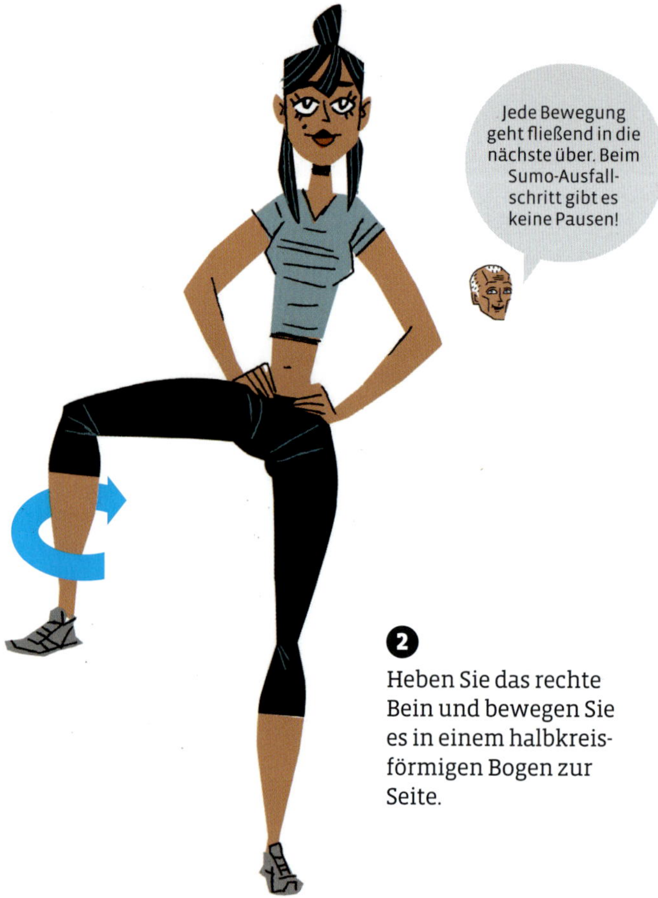
Jede Bewegung geht fließend in die nächste über. Beim Sumo-Ausfall-schritt gibt es keine Pausen!

❷
Heben Sie das rechte Bein und bewegen Sie es in einem halbkreis-förmigen Bogen zur Seite.

Diese Übung strafft nicht nur den Po, sondern reduziert auch den Hüftumfang und formt die gesamte untere Körperhälfte! Richtig ausgeführt wird sie Sie an Ihre Grenzen bringen.

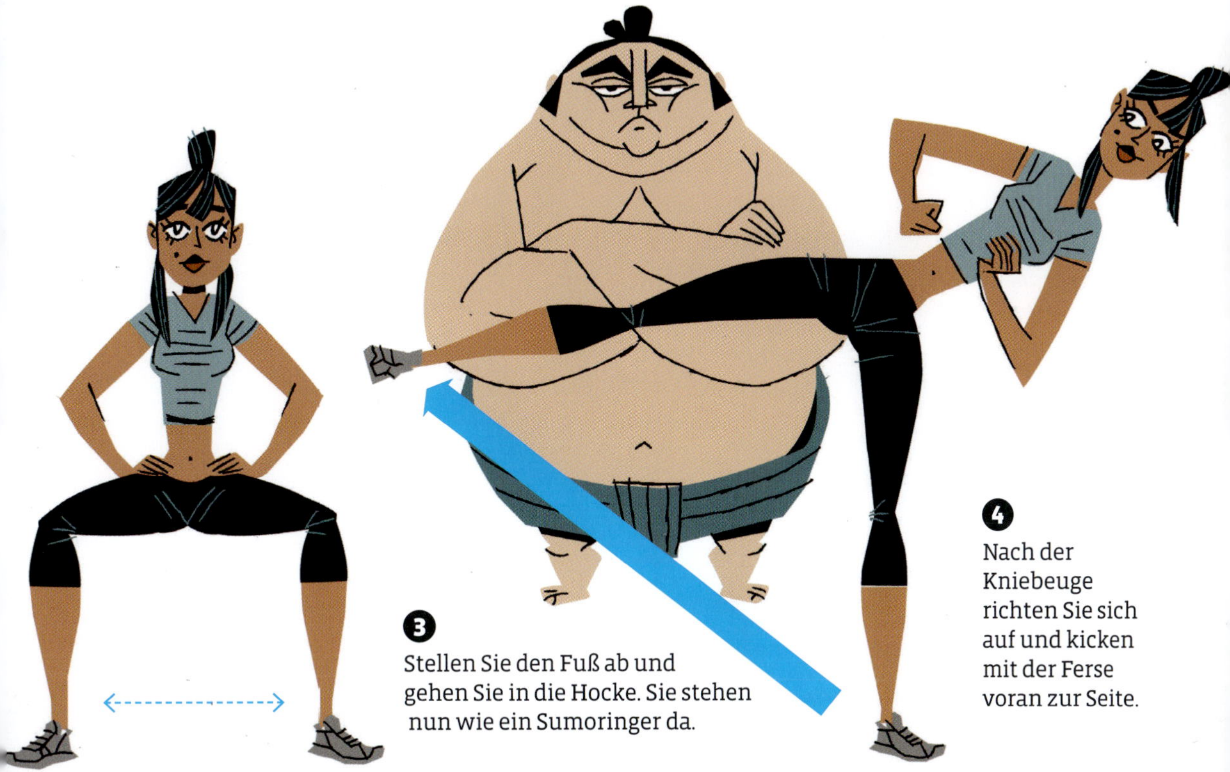

3

Stellen Sie den Fuß ab und gehen Sie in die Hocke. Sie stehen nun wie ein Sumoringer da.

4

Nach der Kniebeuge richten Sie sich auf und kicken mit der Ferse voran zur Seite.

2 HÜFTSTRECKEN

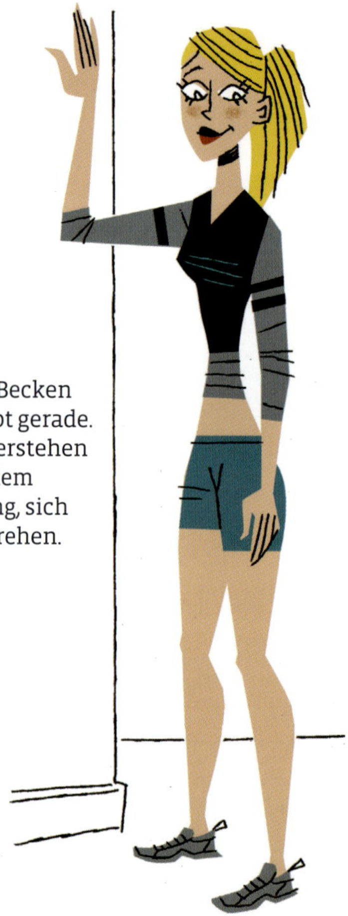

1
Das Becken bleibt gerade. Widerstehen Sie dem Drang, sich zu drehen.

Diese Übung erfordert Ihre volle Konzentration. Es ist eine effektive Grundübung, die sich an jedes Leistungsniveau anpassen lässt und auch auf kleinstem Raum ausgeführt werden kann.

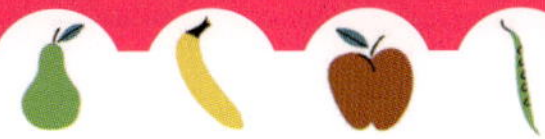

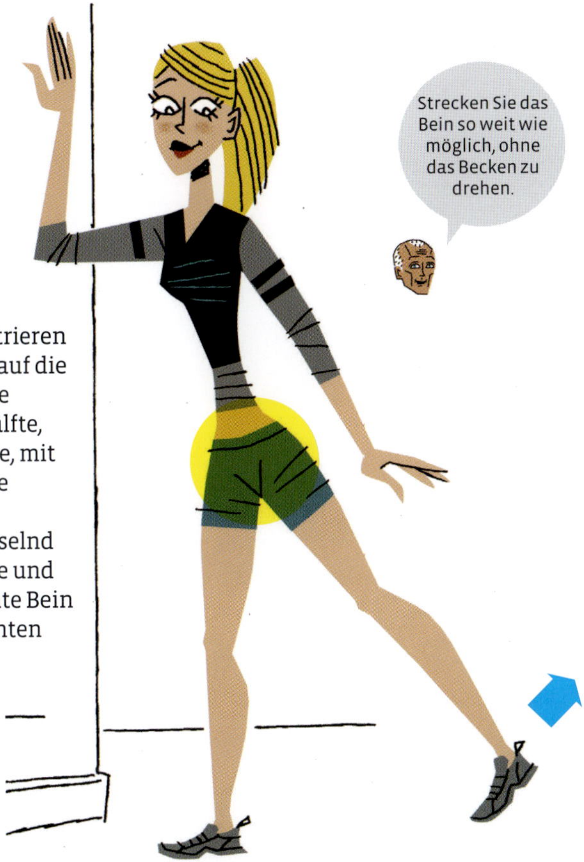
Strecken Sie das Bein so weit wie möglich, ohne das Becken zu drehen.

2

Konzentrieren Sie sich auf die jeweilige Gesäßhälfte, wenn Sie, mit der Ferse voran, abwechselnd das linke und das rechte Bein nach hinten führen.

2 ESELSTRITTE

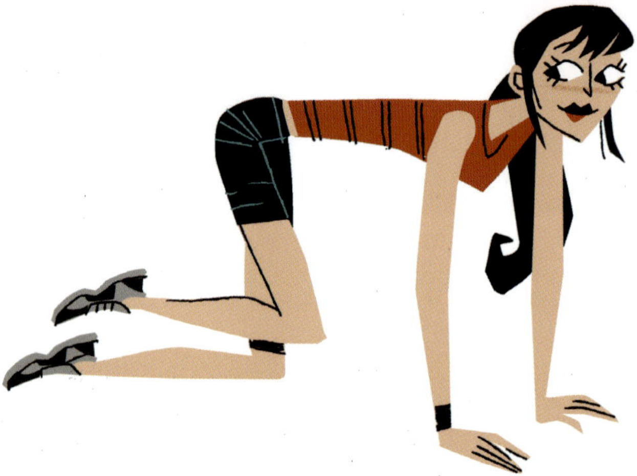

1

Vierfüßlerstand, Hüften und Knie sowie Handgelenke und Schultern bilden jeweils eine Gerade.

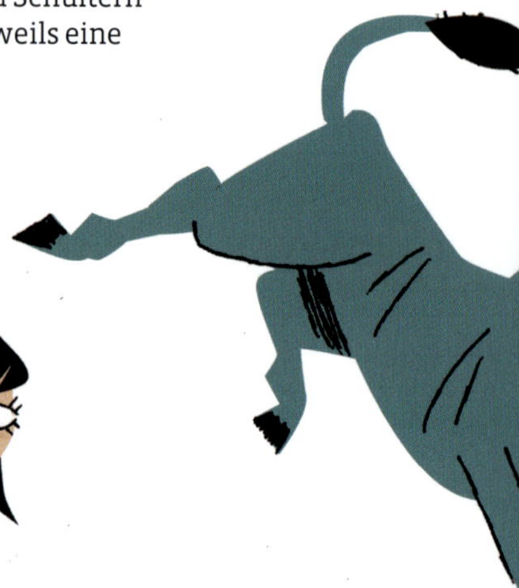

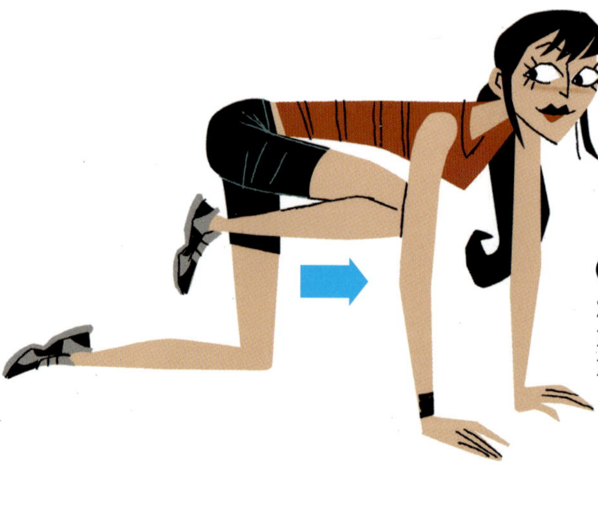

2

Ziehen Sie das Knie an die Brust.

Eine klassische Übung aus dem Sportunterricht, die wirklich funktioniert! Ich gestalte sie anspruchsvoller, damit der Po eine ansehnliche Form erhält.

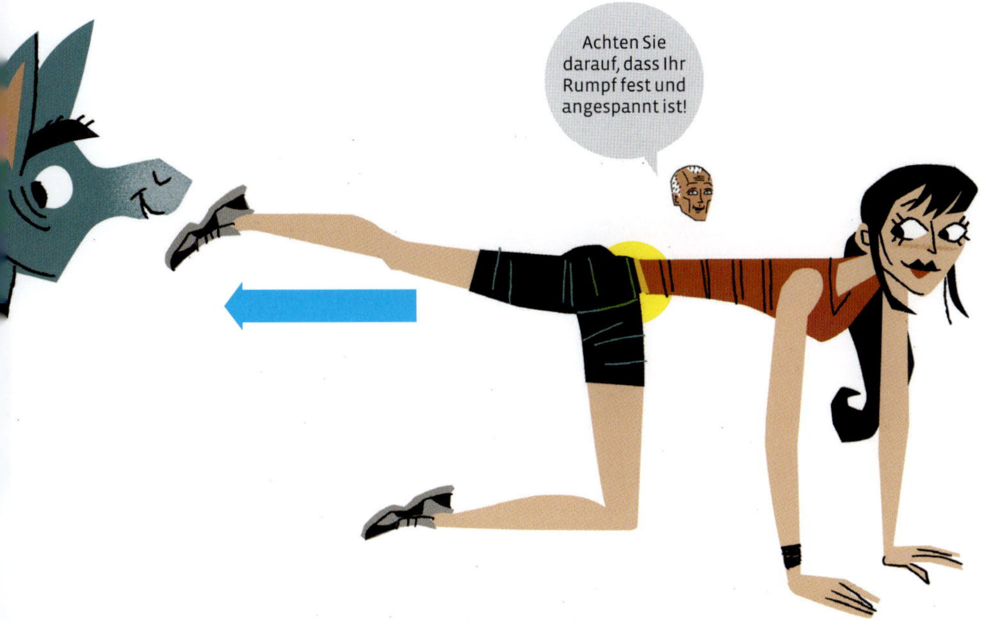

3

Strecken Sie das Bein nach hinten. Strecken Sie dabei auch den Fuß und spannen Sie den Po an.

2 FROSCHSPRÜNGE

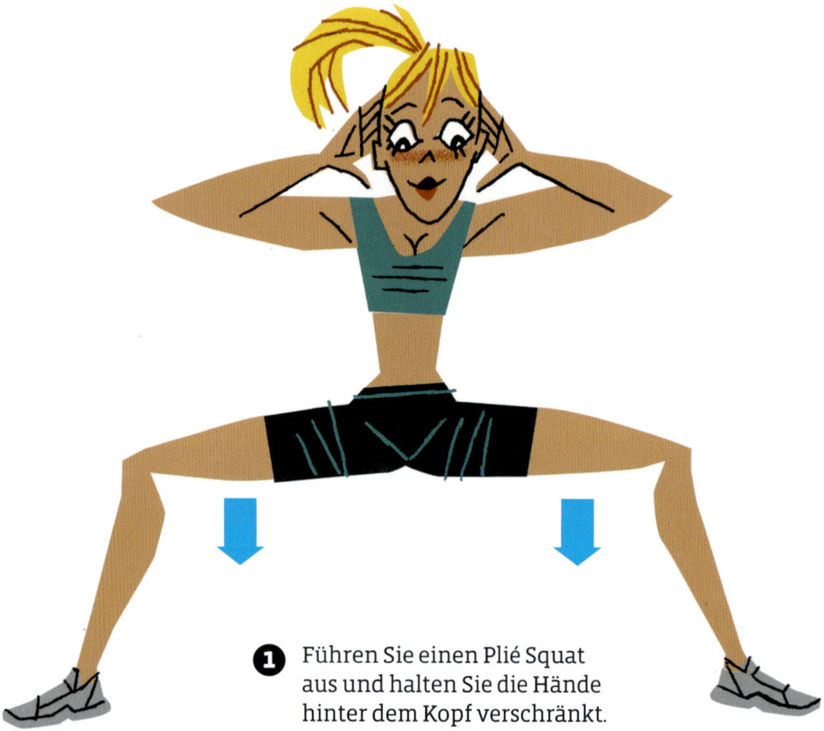

1 Führen Sie einen Plié Squat aus und halten Sie die Hände hinter dem Kopf verschränkt.

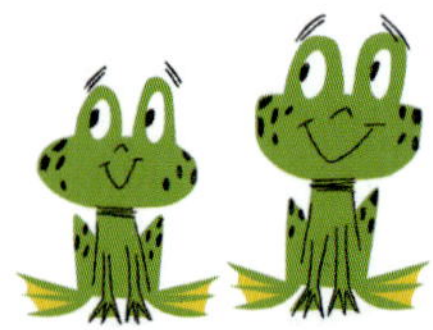

Haben Sie jemals einen Frosch mit einem schwabbeligen Hintern gesehen? Mehr muss man dazu wohl nicht sagen.

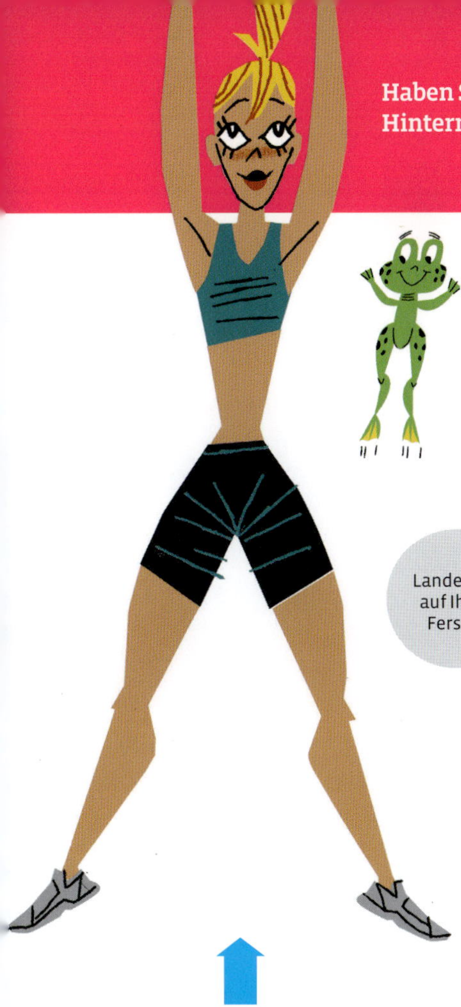

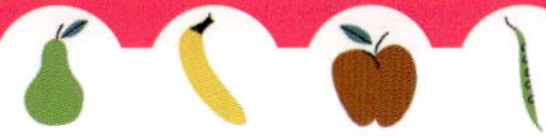

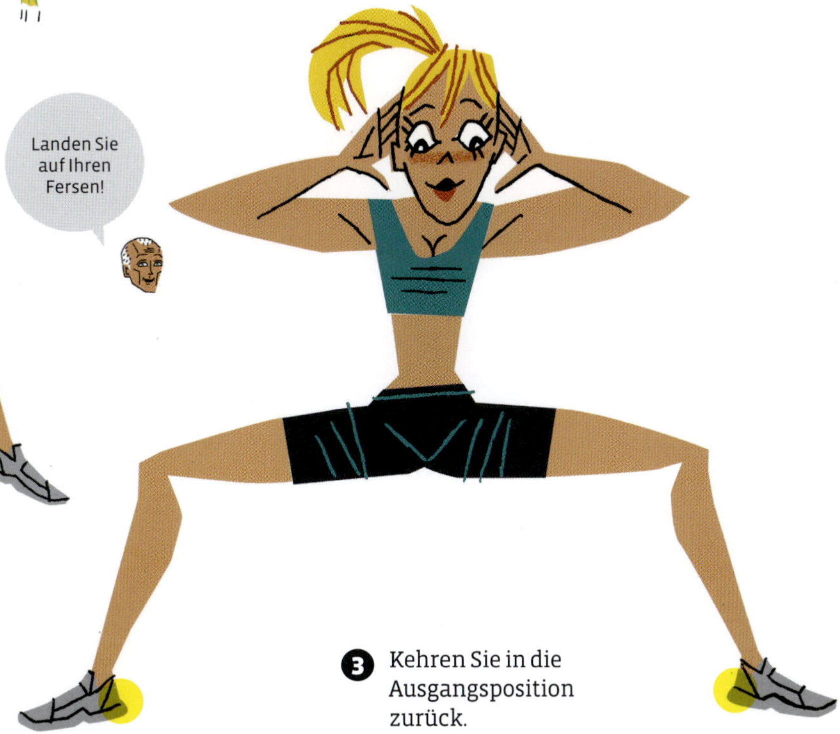

❷ Springen Sie nach oben und strecken Sie sich!

❸ Kehren Sie in die Ausgangsposition zurück.

2 VORWÄRTSKRABBLER

❶ Die Hände sind mehr als schulterbreit voneinander entfernt und stützen sich am Boden ab. Bringen Sie einen Fuß auf Brusthöhe und strecken Sie dabei das hintere Bein.

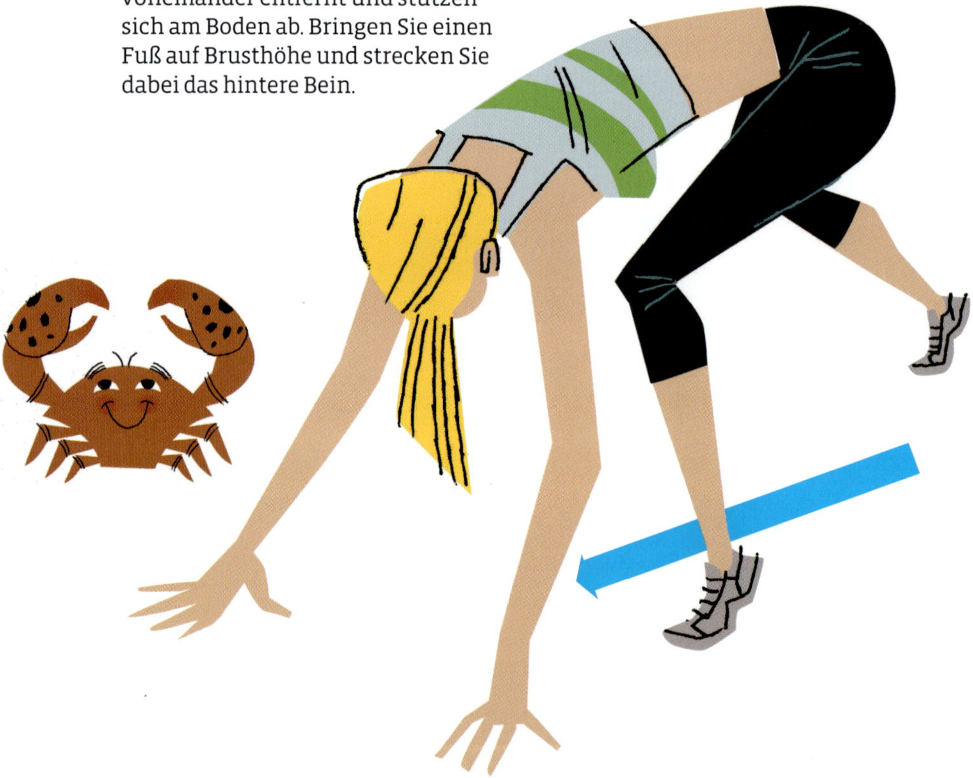

**Babys haben einen süßen kleinen Popo, oder?
Nehmen Sie sich also ein Beispiel und krabbeln Sie los!**

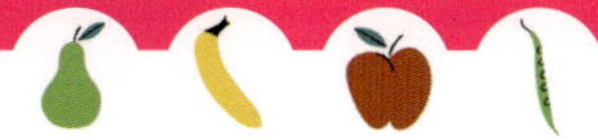

❷ Also dann,
krabbeln Sie los!

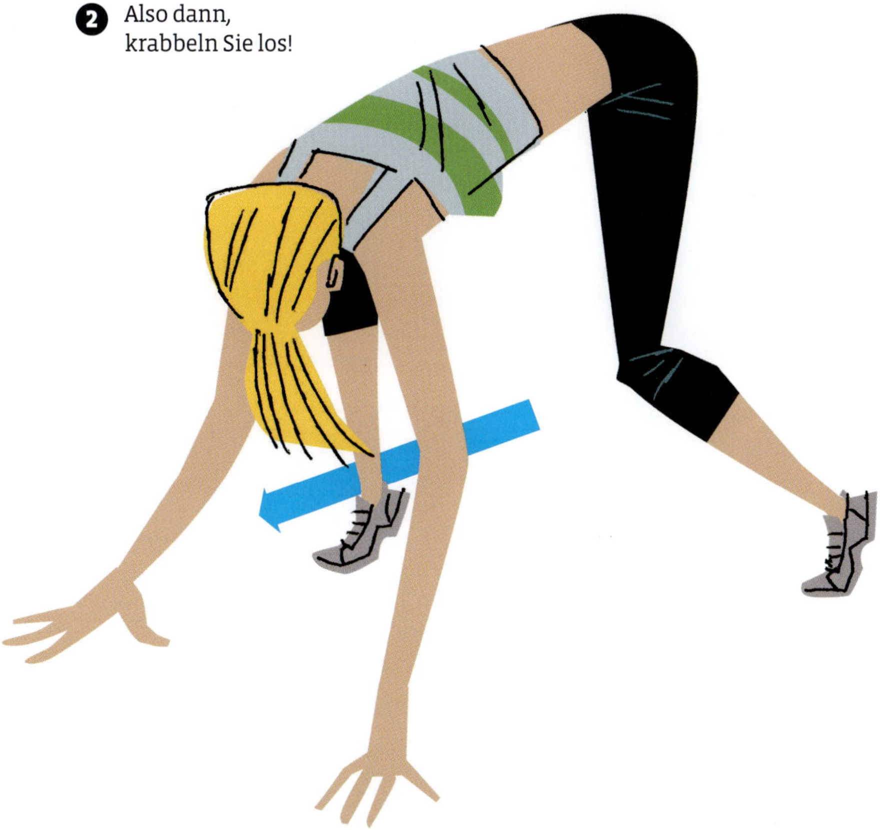

3

Die KOMBIS

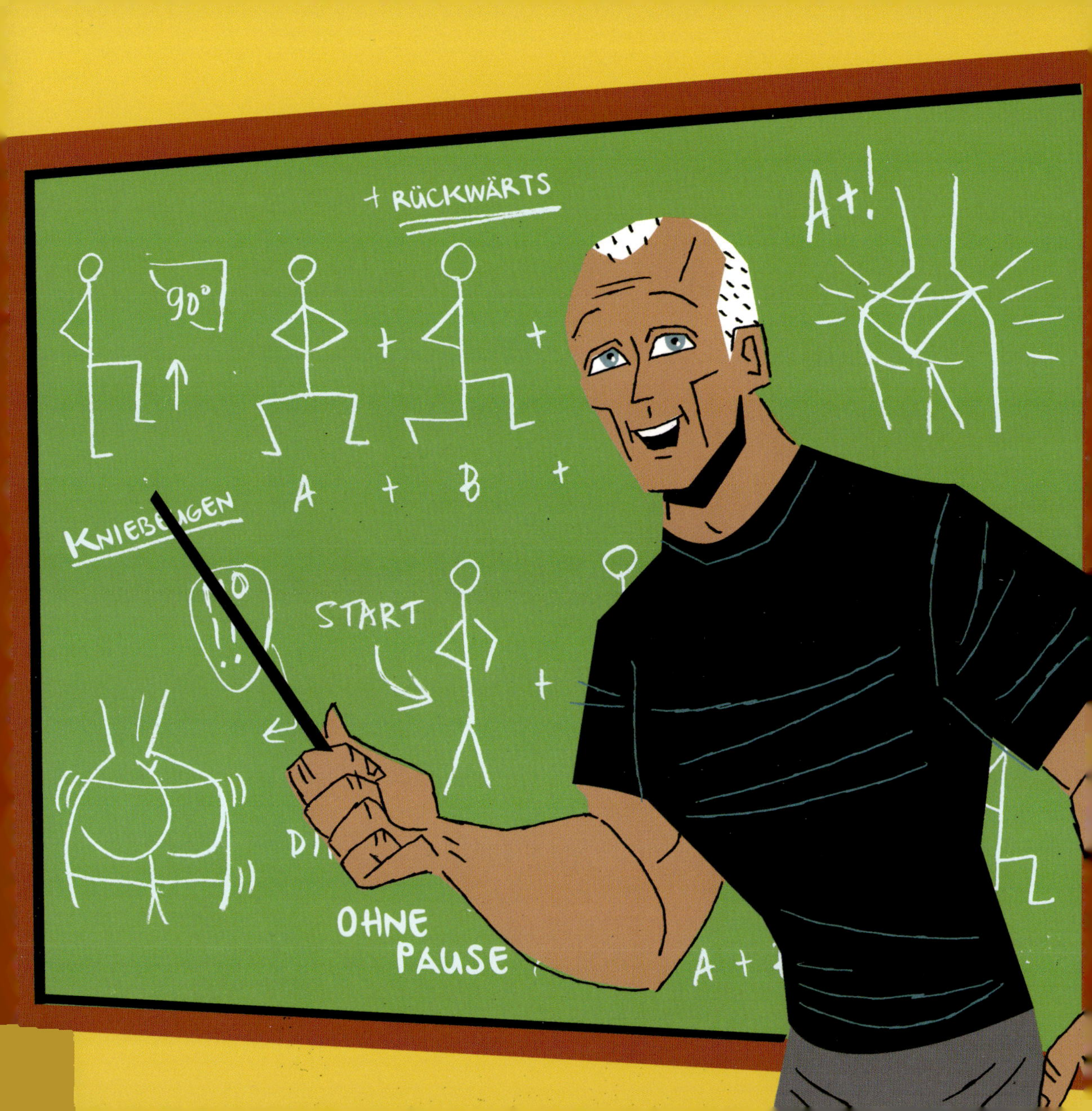

+ RÜCKWÄRTS
A+!
90°
A + B +
KNIEB
GEN
START
OHNE
PAUSE
A +

3 KOMBIS

KOMBI 1

Ausfall-schritt vorwärts und rückwärts

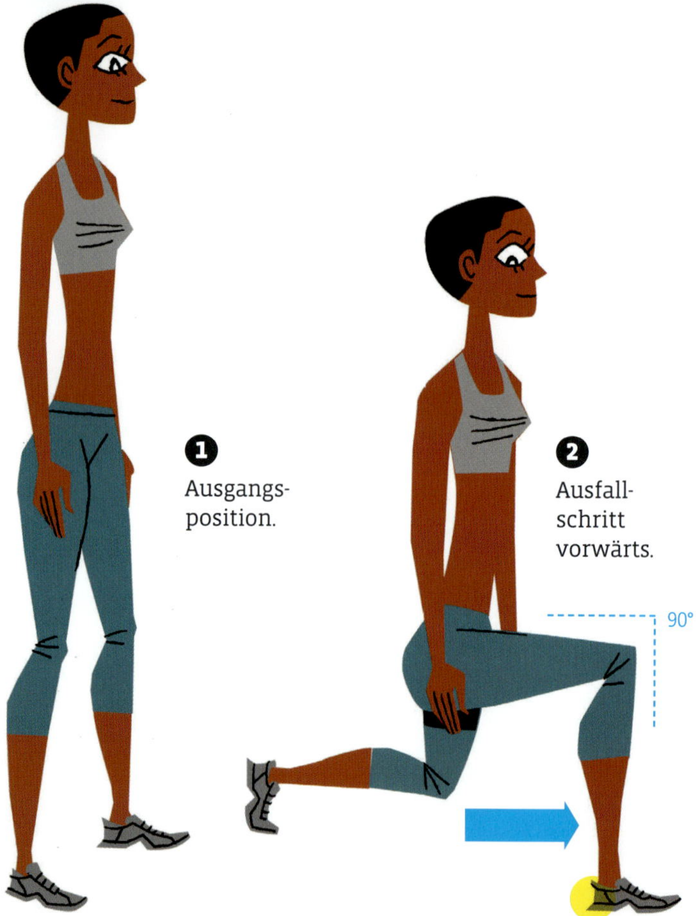

❶ Ausgangs-position.

❷ Ausfall-schritt vorwärts.

Nachdem Sie nun die Grundlagen beherrschen, kombinieren wir die Übungen miteinander, um Ihre Muskeln zum Glühen zu bringen und optimale Resultate zu erzielen.

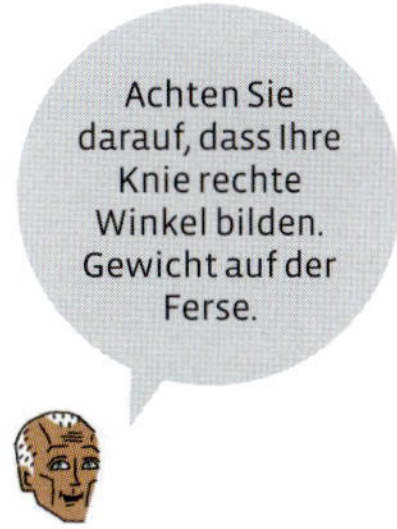
Achten Sie darauf, dass Ihre Knie rechte Winkel bilden. Gewicht auf der Ferse.

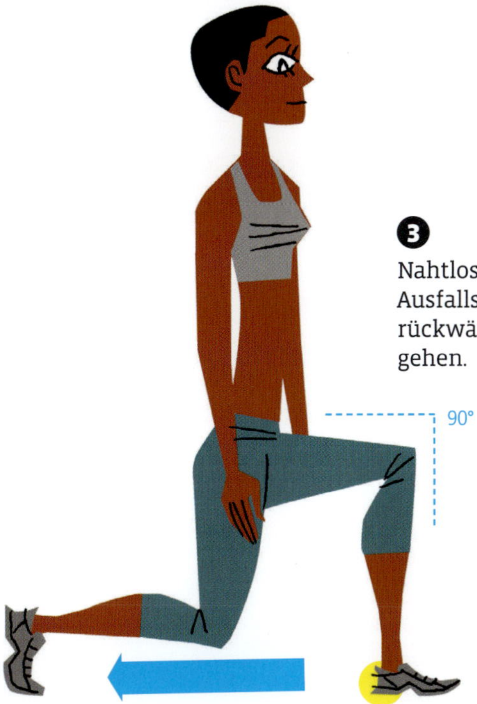

3

Nahtlos in den Ausfallschritt rückwärts übergehen.

KOMBI 2

Vom Crossover- in den seitlichen Ausfallschritt

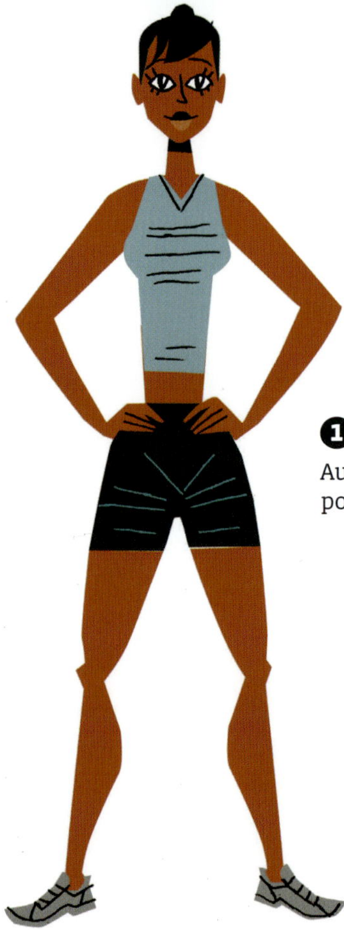

❶ Ausgangsposition.

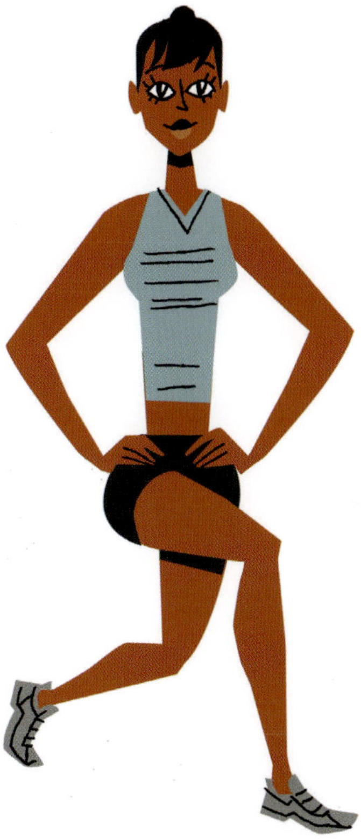

2

Ausfall-
schritt nach
vorne, schräg
vor das Bein der
Gegenseite.

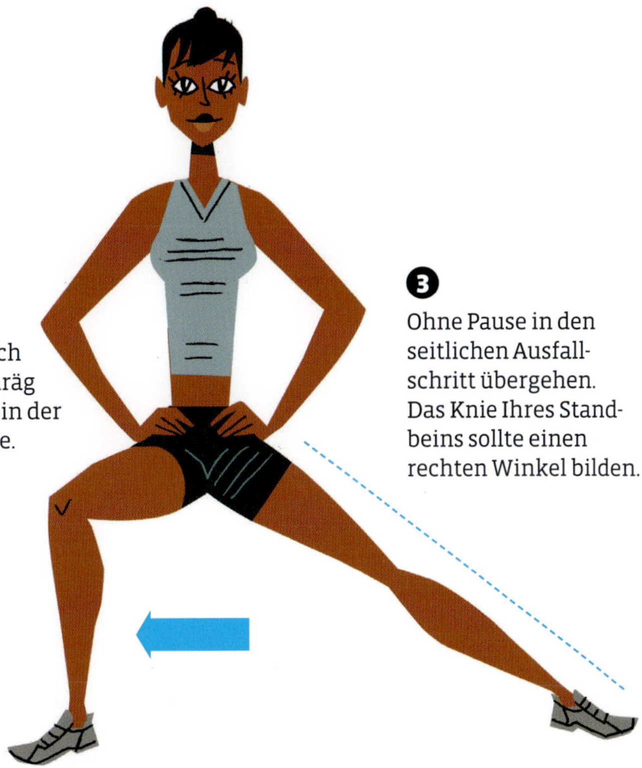

3

Ohne Pause in den seitlichen Ausfall-schritt übergehen. Das Knie Ihres Stand-beins sollte einen rechten Winkel bilden.

3 KOMBIS

KOMBI 3

Ausfallschritt nach hinten mit hohem Kick

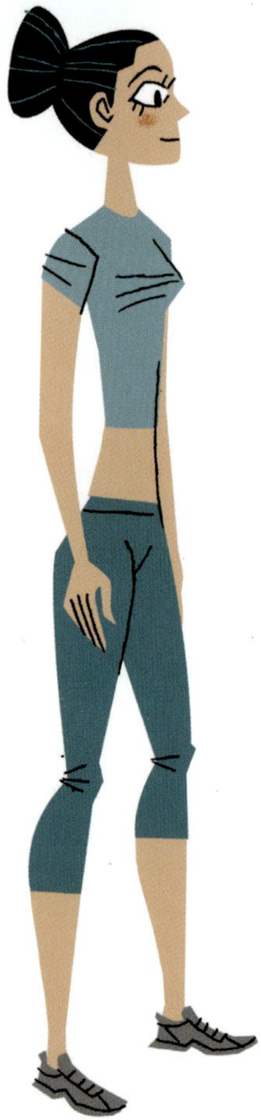

❶
Ausgangsposition.

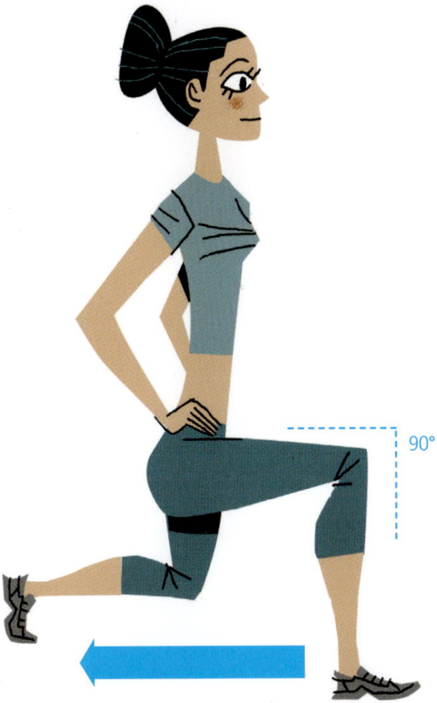

2
Ausfall-
schritt
rückwärts.

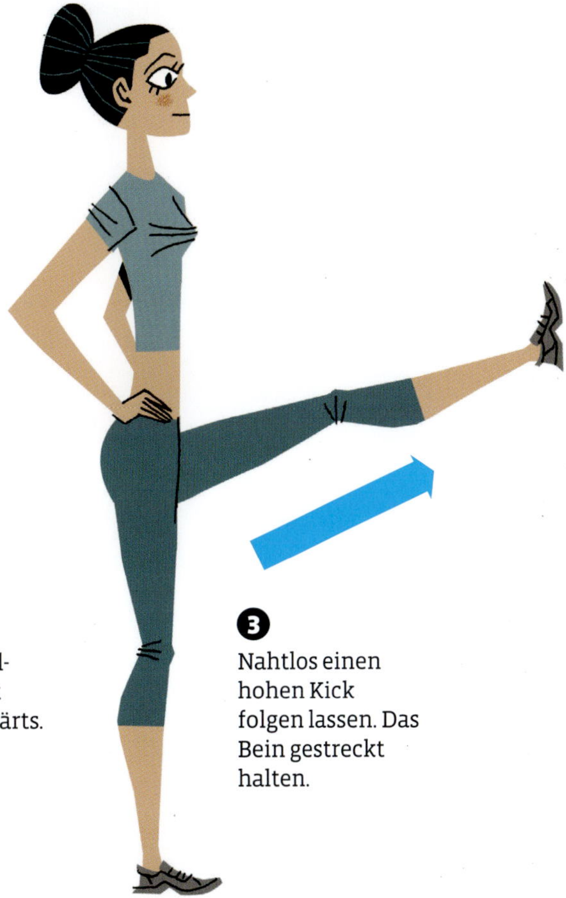

3
Nahtlos einen
hohen Kick
folgen lassen. Das
Bein gestreckt
halten.

KOMBI 4

Einbeinige Kniebeuge mit Standwaage

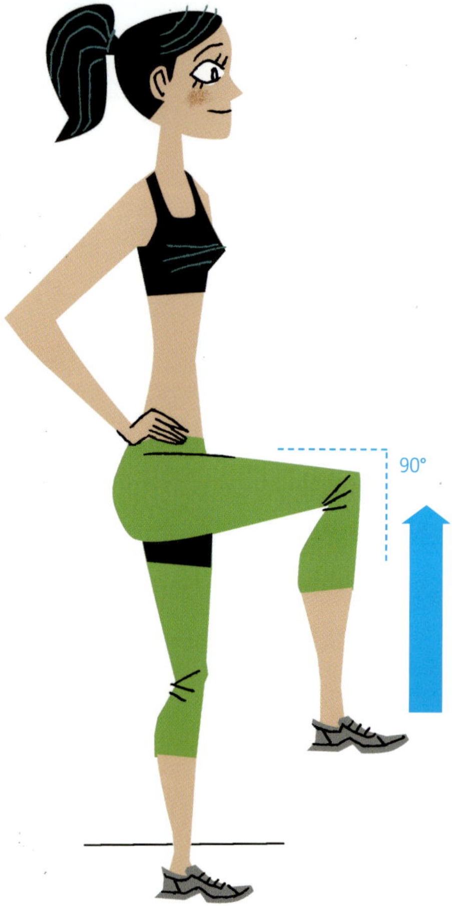

❶

Heben Sie im aufrechten Stand ein Bein, bis das Knie einen rechten Winkel bildet.

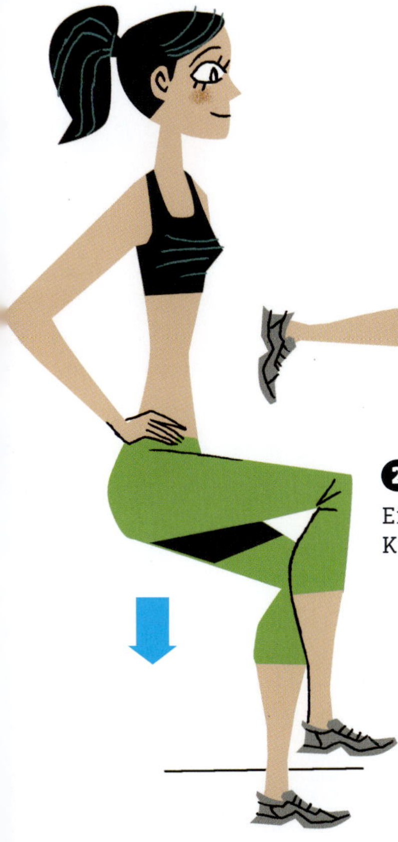

2
Einbeinige Kniebeuge.

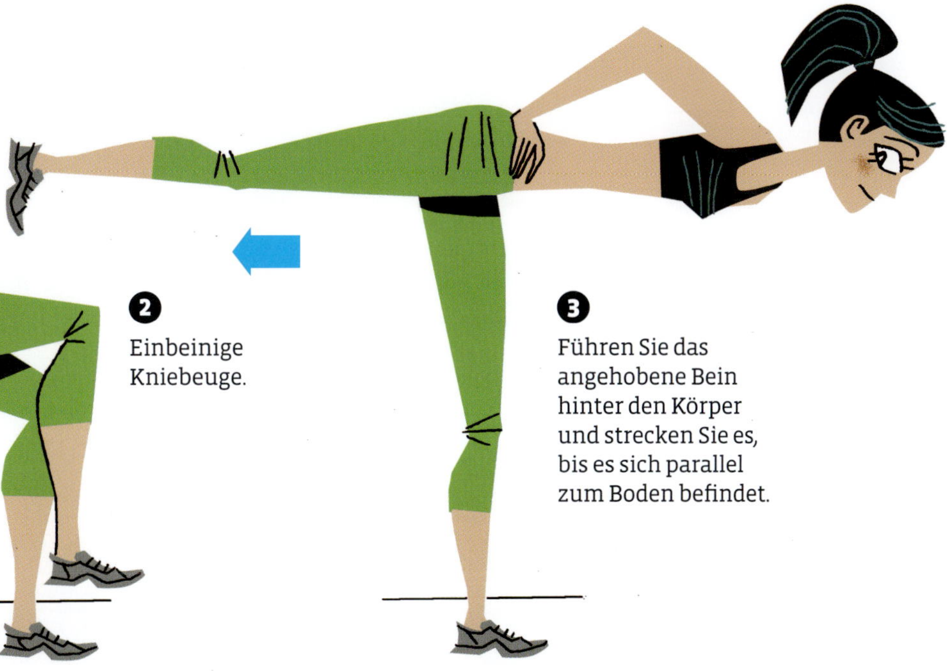

3
Führen Sie das angehobene Bein hinter den Körper und strecken Sie es, bis es sich parallel zum Boden befindet.

4 Das STRETCHING

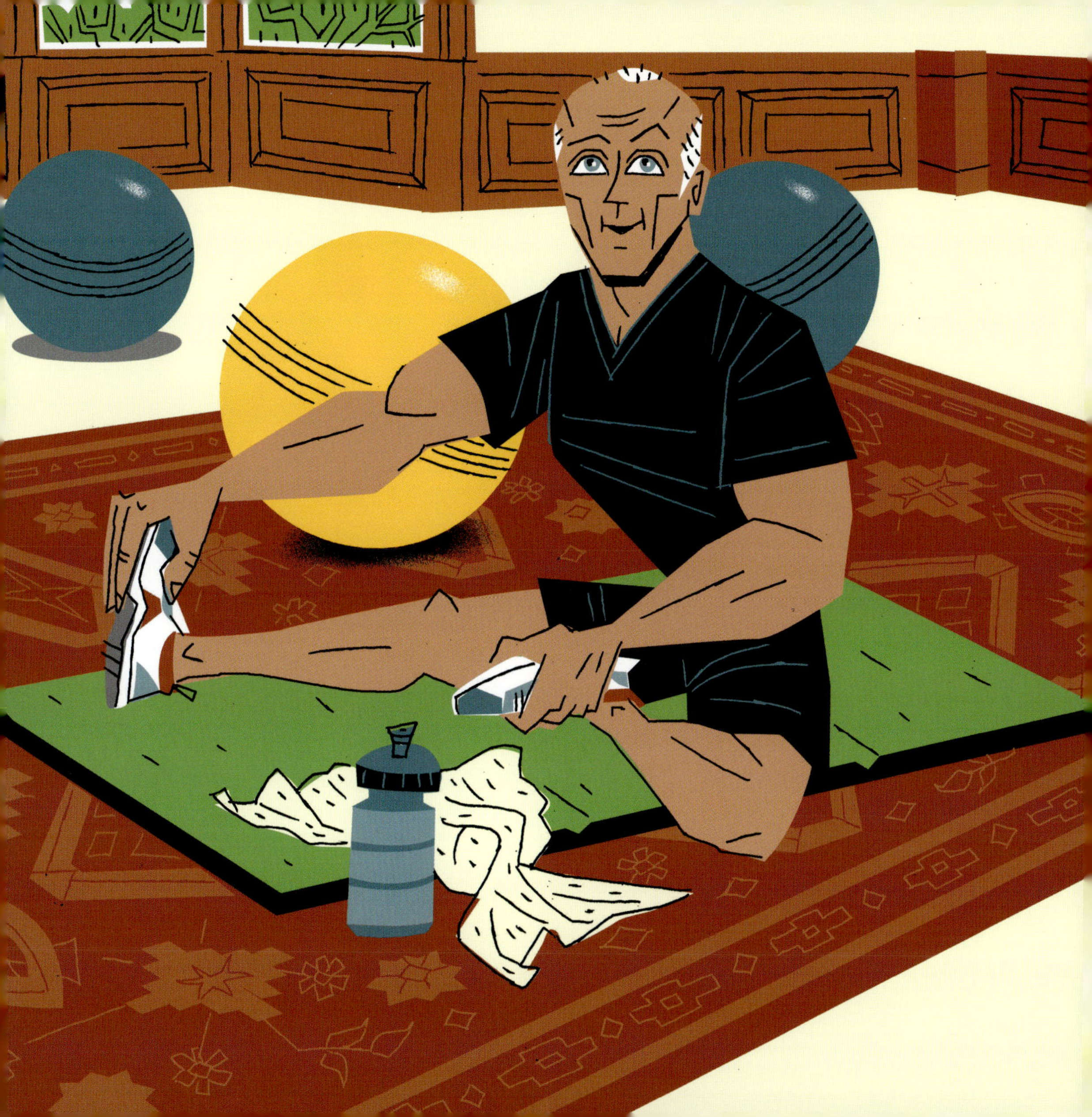

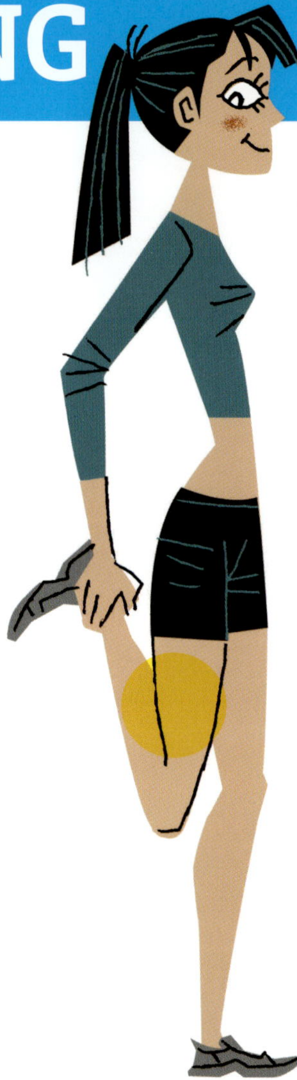

DEHNUNG 1

Oberschenkel-vorderseite

Stehen Sie mit den Beinen eng zusammen. Beugen Sie nun ein Knie. Fassen Sie nach hinten und ergreifen Sie das Sprunggelenk. Ziehen Sie sachte daran, bis Sie auf der Oberschenkelvorderseite eine sanfte Dehnung spüren. Die Wirkung lässt sich verstärken, indem man die Hüften nach vorne drückt.

Stretching ist eine tolle Sache, denn damit bleibt man beweglich und beugt Verletzungen vor. Außerdem ist es eine gute Möglichkeit, Körper und Geist in Einklang zu bringen: Haben Sie geschafft, was Sie sich vorgenommen haben?

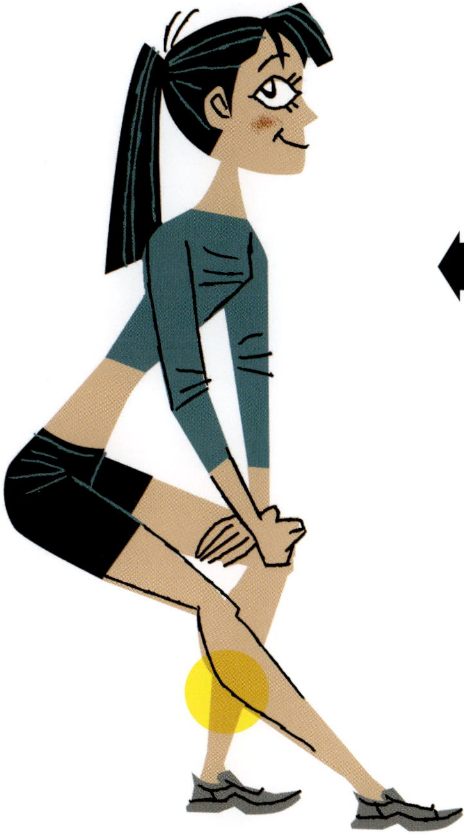

DEHNUNG 2

Oberschenkel-rückseite

Setzen Sie einen Fuß vor den anderen und verlagern Sie Ihr Gewicht auf die Ferse des hinteren Beins. Die Zehen dürfen dabei nach oben zeigen. Gehen Sie in die Knie, bis Sie im gestreckten Bein ein leichtes Ziehen an der Oberschenkelrückseite spüren. Je weiter Sie nach unten gehen, umso intensiver wird die Dehnung.

DEHNUNG 3

Oberschenkel-innenseite und äußerer Po

Legen Sie ein Bein V-förmig über das andere, so dass Ihre Beine ein Dreieck bilden, und senken Sie sich ab.

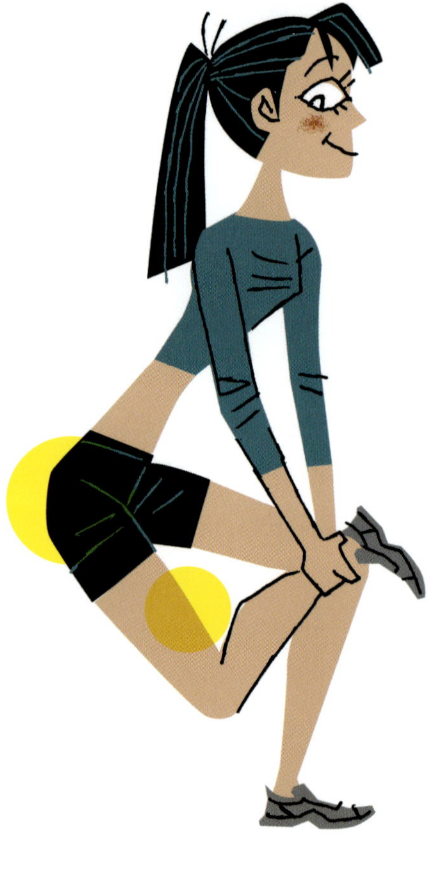

Seien Sie vorsichtig und hören Sie auf Ihren Körper. Übertreiben Sie es nicht – ein gezerrter Oberschenkel- oder Pomuskel bringt Sie Ihrem Ziel nicht näher.

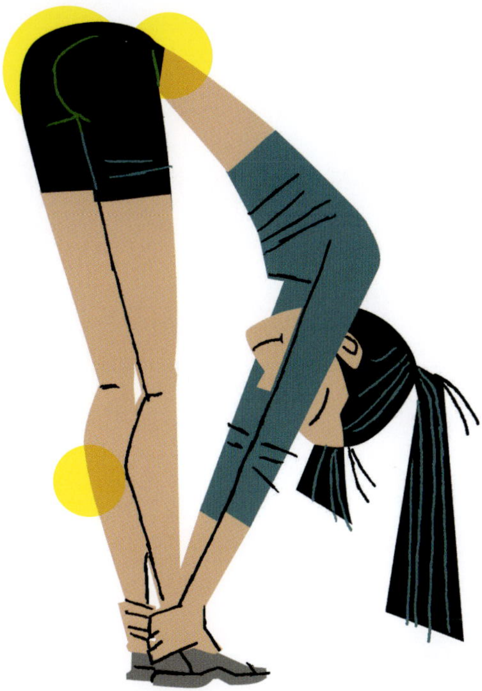

DEHNUNG 4

Der gesamte Po

Beugen Sie sich nach vorne und versuchen Sie, mit Ihren Händen Ihre Unterschenkel, Sprunggelenke oder – im Idealfall – den Boden zu berühren. Wenn Sie eine Dehnung spüren, die sich vom unteren Rücken über den Po bis in die Zehen erstreckt, machen Sie es richtig.

5 AUSDAUER

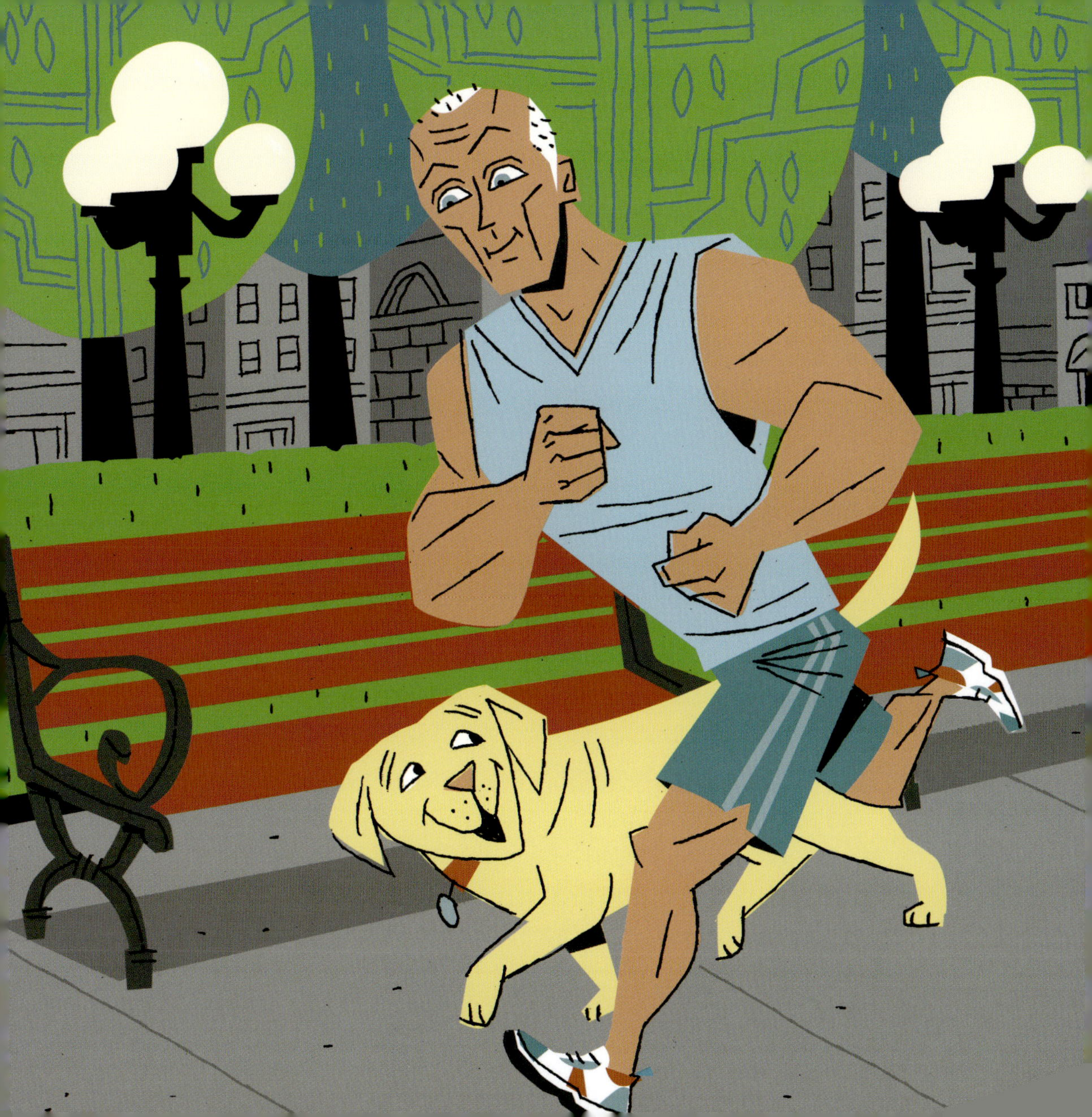

Ein gutes Ausdauertraining ist die perfekte Ergänzung zu Ihrem Po-Workout.

Alles, was Sie ordentlich ins Schwitzen bringt, kurbelt den Stoffwechsel an und hilft Ihnen, all die lästigen Pfunde loszuwerden, die Sie vom Po Ihrer Träume trennen.

Ich trainiere meine Ausdauer am liebsten am Rudergerät: Das verbrennt eine Menge Kalorien, während man gleichzeitig Beine, Po, Rumpf, Arme und Rücken trainiert. Dieses Gerät ist ein absoluter Fettkiller!
Ich bin aber grundsätzlich für Chancengleichheit: Es gibt also keinen Grund, weshalb man nicht auch jedes andere Cardiogerät im Fitnessstudio ausprobieren sollte. (Und natürlich kann man auch laufen gehen oder mit dem Rad statt mit dem Wagen zur Arbeit fahren ...)

Wie immer sollten auch hier die individuellen Bedürfnisse berücksichtigt werden. Bei einer knabenhaften Figur empfiehlt sich etwa eine Kombination aus Cross- und Heimtrainer, mit der sich Hüften und Gesäß hervorragend formen lassen. Damen mit einem eher flachen Hinterteil sollten sich ans Laufband halten und dabei Tempo und Steigung variieren. (Je steiler die Neigung, umso mehr Arbeit muss der Po verrichten ...)

Ganz gleich, wofür Sie sich entscheiden: Um sichtbare Ergebnisse zu erzielen, müssen Sie schon mehrmals pro Woche trainieren. Und auch die Dauer ist wichtig: Versuchen Sie, ein Ausdauertraining von 45 Minuten zu absolvieren.

Sie können die Intensität des Workouts steigern, sobald sich Ihre Kraft und allgemeine Fitness verbessert haben. Wichtig ist, dass Sie sich diese Zeit in Ihrem Terminkalender freihalten und sich voll und ganz auf das Training konzentrieren.

Wie immer sind meine Ratschläge als Empfehlungen gemeint. Passen Sie die Übungen also an Ihr Leistungsniveau und die Ihnen zur Verfügung stehenden Geräte an. Solange Sie voll bei der Sache sind und sich alles abverlangen, ist ein gewisses Maß an Flexibilität erlaubt. Das Wichtigste ist, dass Sie immer in Verbindung mit Ihrem Körper stehen.

Sie wissen ja selbst: ohne Schweiß kein Preis.

5 MPRE

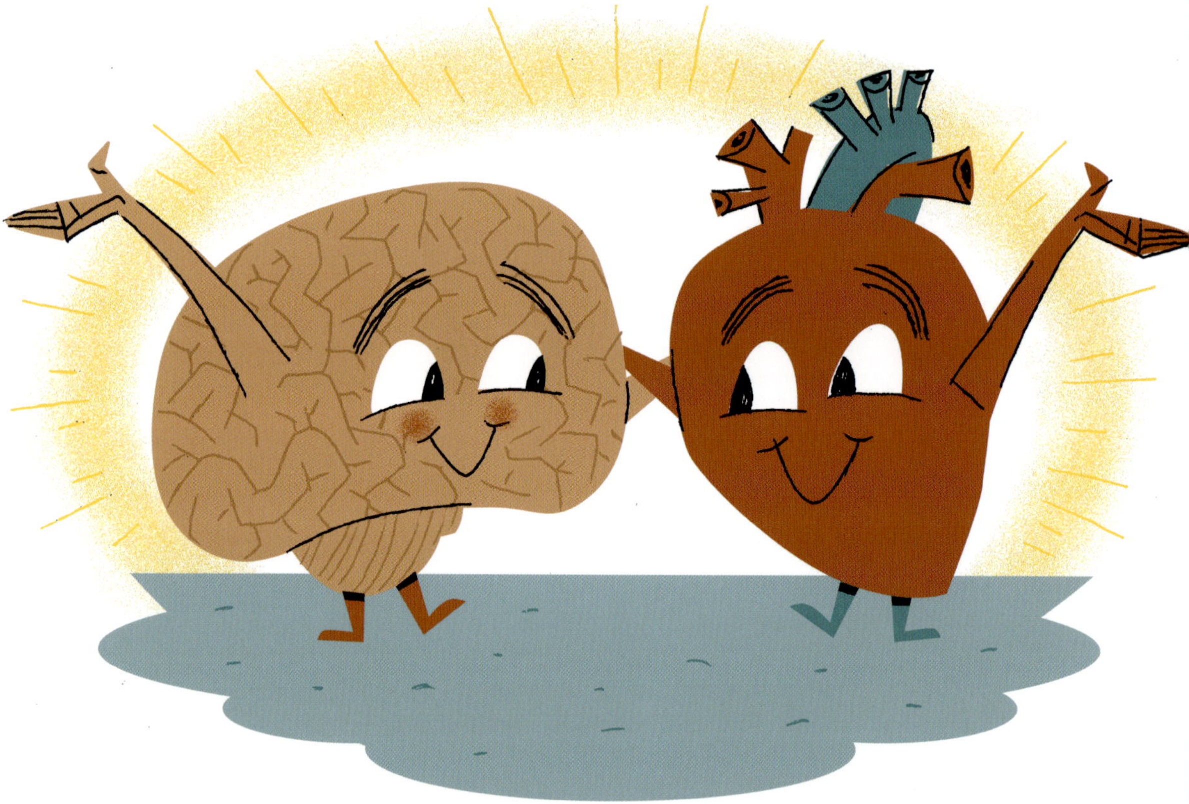

MPRE steht für MAXIMUM PERCEIVED RATE OF EXERTION, also den höchsten Grad der subjektiv empfundenen Anstrengung.

MPRE ist eine Art innere Messlatte, die anzeigt, wie sehr Sie sich antreiben. Sicher gibt es diverse Instrumente, mit denen man messen kann, wie intensiv Sie trainieren, aber ich möchte, dass Sie sich selbst auf einer Skala von 1 bis 10 einschätzen. Folgende Fragen sollten Sie sich stellen:

1. *Komme ich ins Schwitzen?*
2. *Bemerke ich einen Anstieg meiner Herzfrequenz?*
3. *Könnte ich während des Workouts eine Unterhaltung führen?*
4. *Spüre ich die Muskeln brennen?*

Stehen Sie am Anfang Ihres Trainingsprogramms, seien Sie milde mit sich selbst. Sobald Sie mehr Übung haben, setzen Sie die Messlatte höher. Erst wenn Sie an Ihre Grenzen gehen, wird sich ein befriedigender und sichtbarer Erfolg einstellen. Horchen Sie also in sich hinein. Behalten Sie Ihren inneren Drehzahlmesser stets im Blick. Sie merken selbst am besten, wann Sie sich dem roten Bereich nähern.

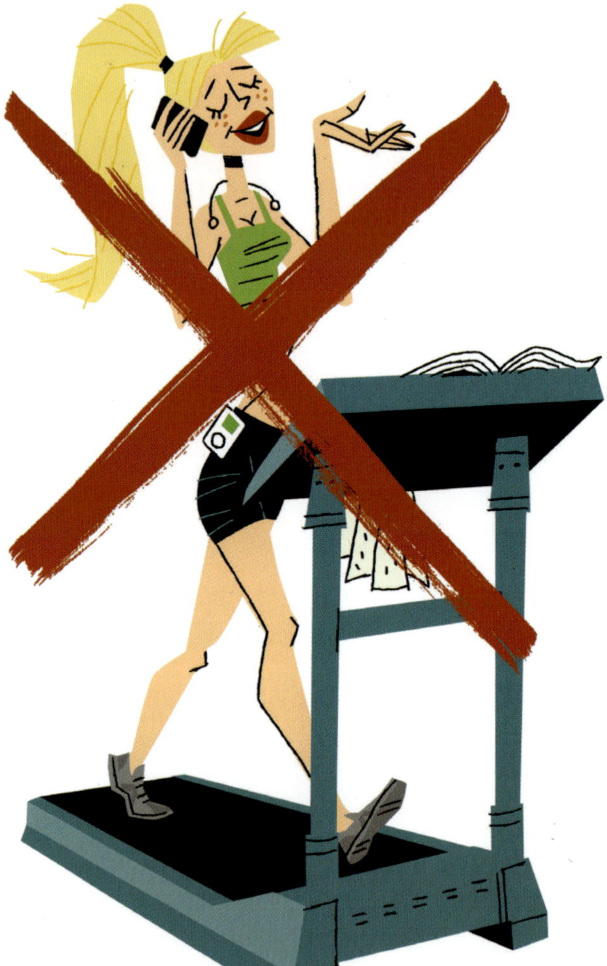

SO NICHT!

Allen denjenigen, die sich fürs Cardioworkout mit Smartphones, Zeitschriften und dem neuesten Boulevardblatt wappnen – vielleicht gehören Sie auch dazu –, sei Folgendes gesagt. Ich habe bereits darauf hingewiesen, wie wichtig es ist, sich während des Trainings zu konzentrieren und alle Übungen möglichst effizient und wirkungsvoll auszuführen. Für die Ausdauer gilt dasselbe.

Ich möchte, dass Sie ins Schwitzen kommen. Ich möchte, dass Sie spüren, wie Ihre Pomuskeln arbeiten. Ich möchte, dass Sie jeden Tag das gute Gefühl haben, sich bis an Ihre Grenze und darüber hinaus zu fordern. Nur so bekommen Sie den Po, von dem Sie träumen.

Apfel und Birne

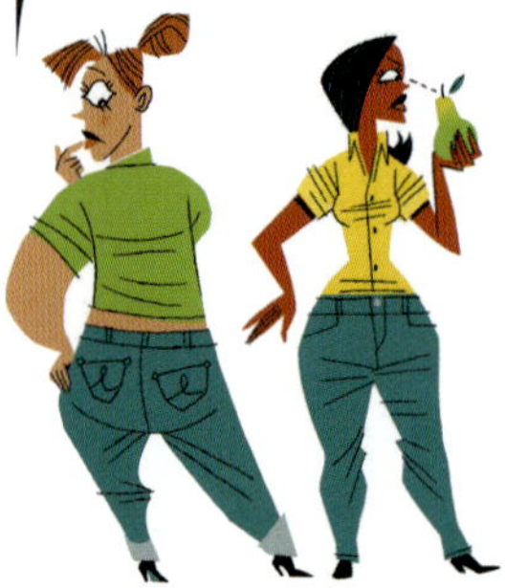

Beim rundum fülligen Typ ist das Gewicht überall am Körper gleichmäßig verteilt. Und der Po? Ist kaum zu übersehen. Er ist groß, stolz und geht nahtlos in ausladende Oberschenkel über.
Die Birne hat zwar ein ansehnliches Exemplar – aber vielleicht doch ein bisschen zu viel des Guten.

DER TRAININGSPLAN

Zuallererst einmal müssen wir in beiden Fällen das Körpergewicht reduzieren. Und machen Sie sich darauf gefasst, dass wir die Trainingsintensität steigern werden: Kein Bummeln, kein Schwätzen, und der Blackberry bleibt ausnahmsweise einmal aus. Tauschen Sie die Klatschblätter gegen ein saugfähiges Handtuch aus! Sie werden es brauchen.

Fangen Sie mit dem Crosstrainer an: Die meisten Modelle besitzen einen voreingestellten Fettverbrennungsmodus. Nutzen Sie ihn! Trainieren Sie so lange, bis Sie anfangen zu schwitzen und außer Atem kommen. Eine Einheit sollte 30 bis 45 Minuten dauern.

Wenn Ihnen dies allmählich leichter fällt, ist es Zeit, zum Angriff überzugehen. Und so geht's: zwei Sprints über 250 Meter an der Rudermaschine, die unterbrochen werden von 5 Minuten auf dem Stepper, der auf Stufe 6 oder 7 eingestellt sein sollte. Wiederholen Sie diesen Durchlauf zweimal.

Wenn es noch nicht brennt und zieht, wie wäre es dann mit einer weiteren Runde?

Crosstrainer
30–45 Minuten

+

Rudergerät
1000 Meter Sprints

+

Stepper
10 Minuten

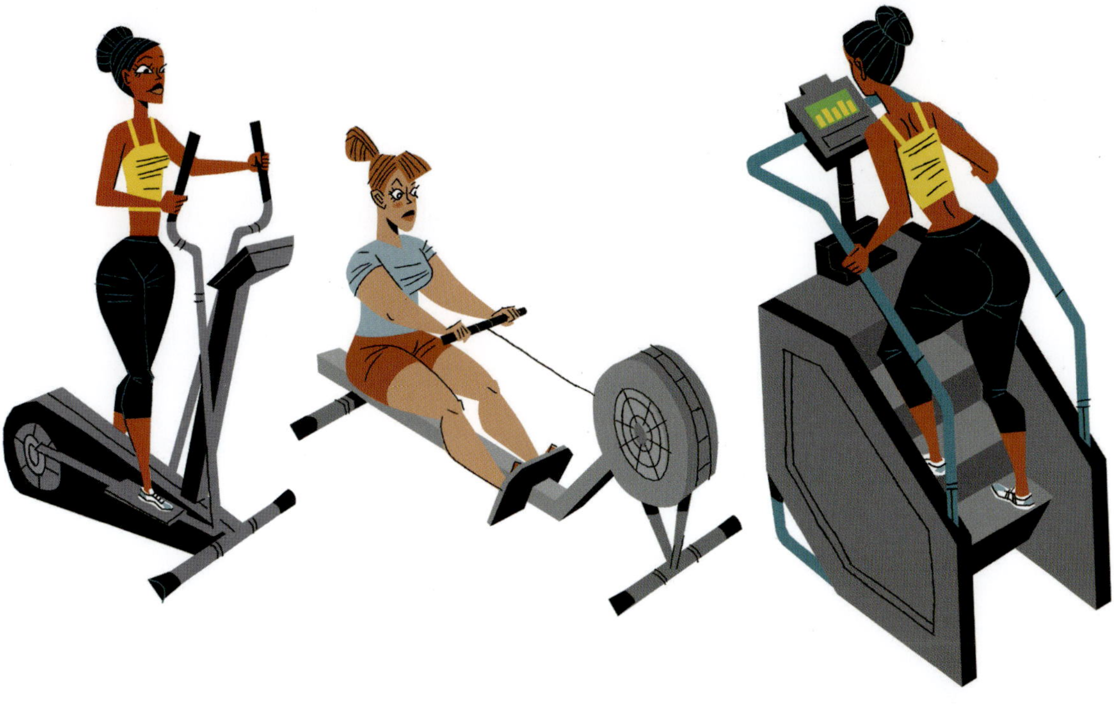

Bohnenstange

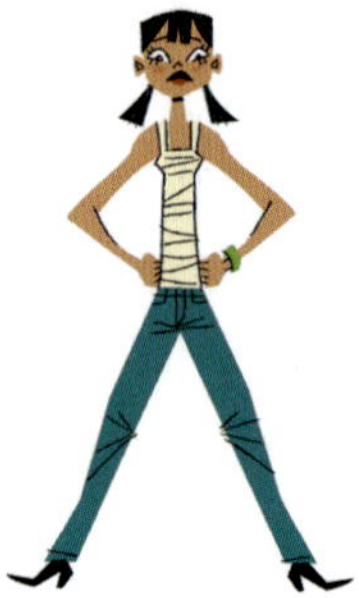

Sie sind sexy und schön, keine Frage, aber Ihnen fehlen leider die richtigen Kurven an den richtigen Stellen. Was Sie benötigen, ist ein wenig Saft und Kraft.

DER TRAININGSPLAN

Dem knabenhaften Typen empfehle ich den Crosstrainer. Der Bewegungsablauf ähnelt dem des klassischen Dauerlaufs, nur dass die Maschine die Belastung für Knie und Rücken minimiert. Für den Anfang sollten dreißig Minuten pro Trainingseinheit reichen.

Wenn dies keine Herausforderung mehr für Sie darstellt, heißt es aufsatteln! Fahren Sie Rad – entweder in Ihrem Fitnessstudio oder in der freien Natur. Je länger die Strecke und je hügeliger das Gelände, umso besser. Radfahren baut Quadrizeps, Hüften und Po so auf, dass sie straff werden und eine feminine Figur entsteht.

Wenn das zu einfach wird (und das wird es!), ist es an der Zeit, den Versaclimber in Ihr Training aufzunehmen – ein wirkungsvolles Gerät, um den perfekten Po zu formen. Strecken Sie beim Workout den Po heraus und spannen Sie den Bauch an.

Radfahren
30 Minuten

+

Versaclimber:
30 Minuten

+

Crosstrainer
30 Minuten

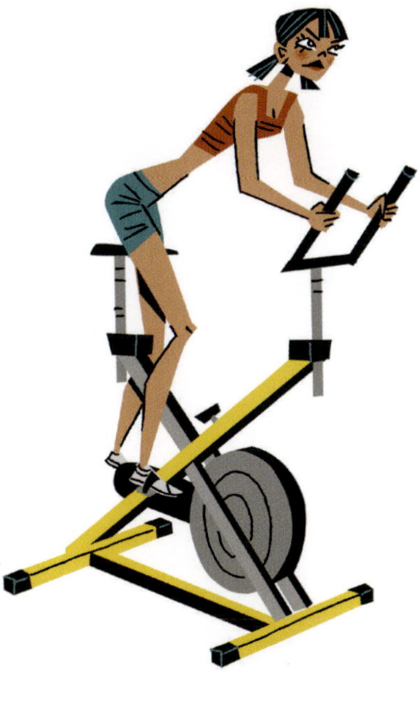

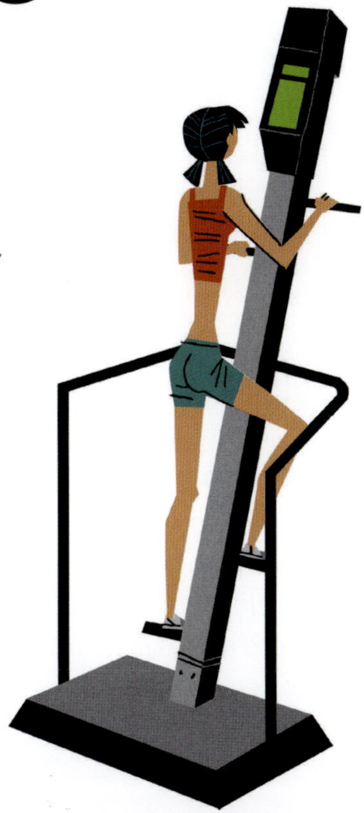

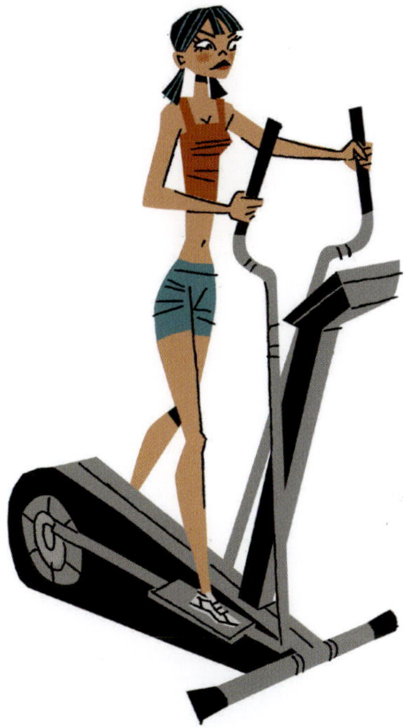

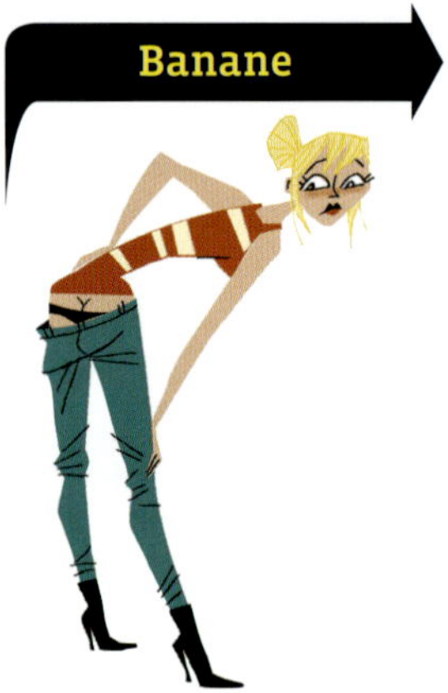

Ihr Rücken geht praktisch nahtlos ins Gesäß über? Das sieht nicht gerade sexy aus, oder? Wir wollen, dass Ihr Po aus seinem Schattendasein heraustritt.

DER TRAININGSPLAN

Fangen Sie an, bei einer Steigung von zwei Prozent auf dem Laufband zu joggen. Je größer die Steigung ist, desto mehr verlagert sich das Gewicht auf die Fersen – und das wiederum führt zu einer stärkeren Belastung des Pos. Um eine angemessene Geschwindigkeit zu finden, müssen Sie zunächst ein wenig herumexperimentieren. Meine Formel für MPRE sollte Ihnen dabei helfen, ein forderndes, aber dennoch sicheres Lauftempo zu entwickeln. Joggen Sie drei Kilometer, und wenn Ihnen das zu leicht fällt, beginnen Sie mit Intervalltraining. Hierbei verändern Sie immer nach einer Minute Steigung und Geschwindigkeit des Laufbands.

Laufband
2% Steigung, 10 km/h

+

Laufband
4% Steigung, 11 km/h

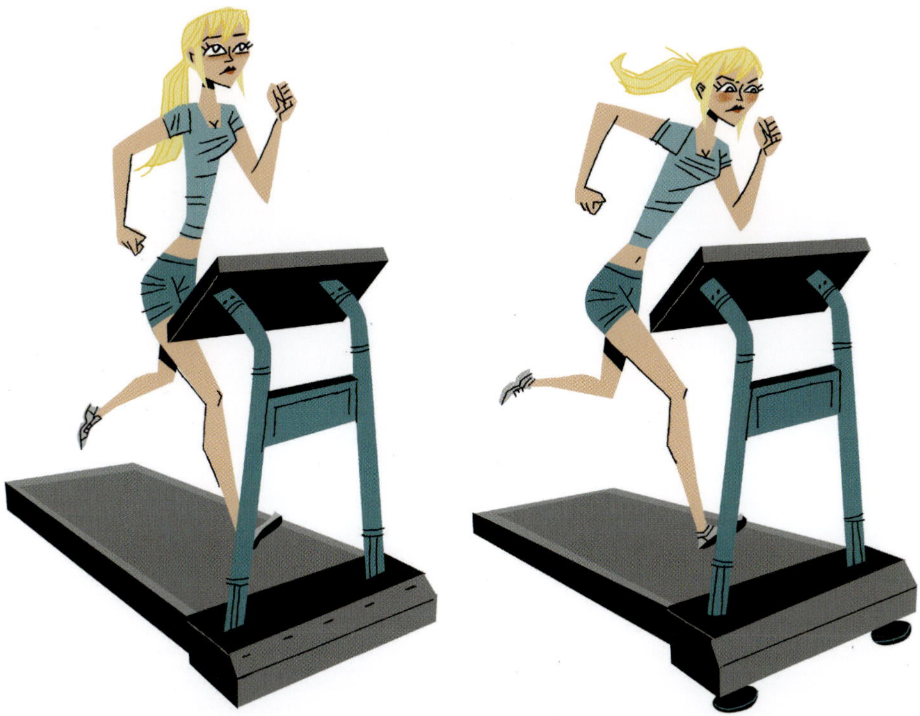

6 ERNÄHRUNG

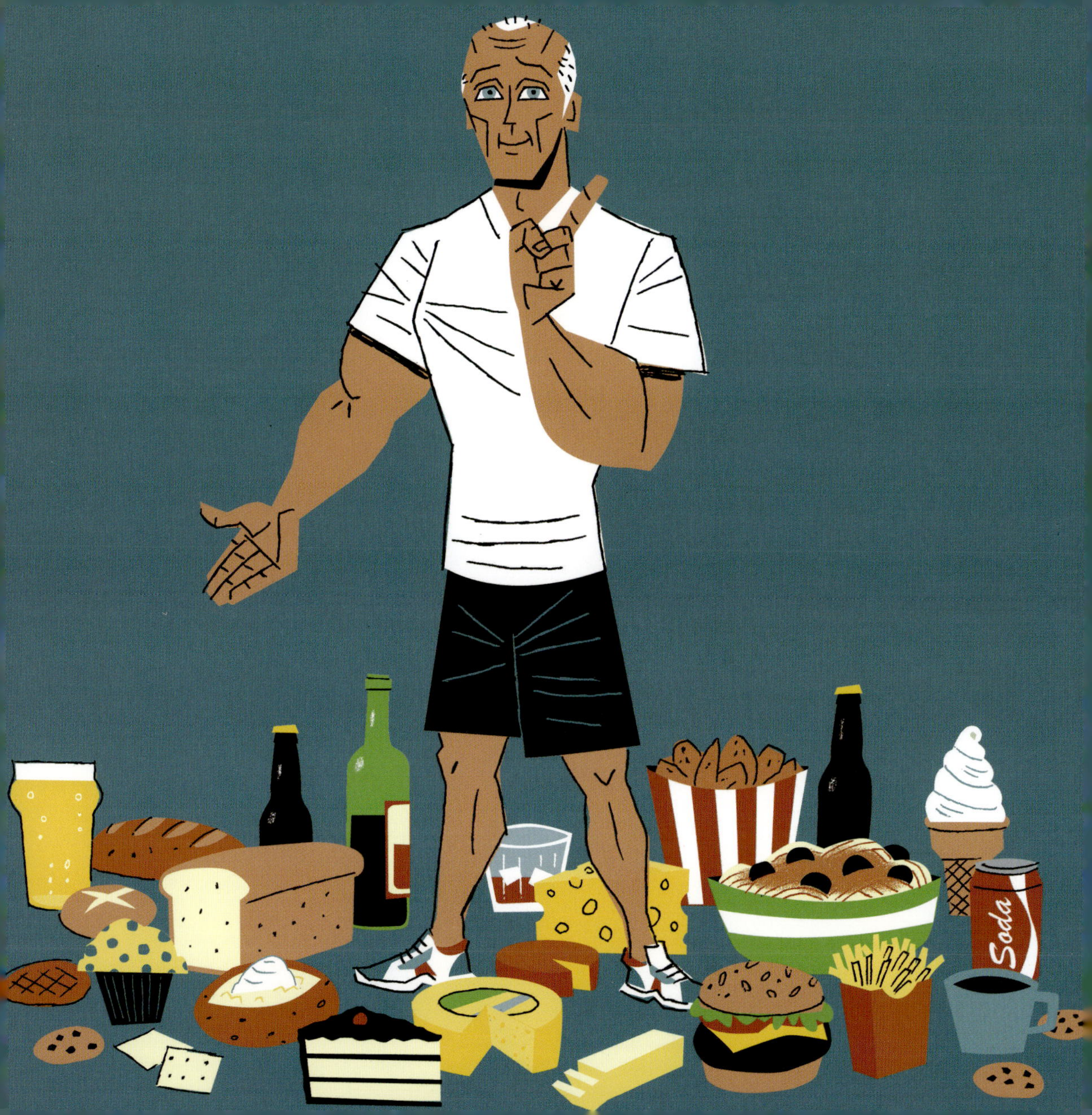
Soda

Alle Körpertypen müssen das 1 x 1 der Ernährung beherrschen.

Schokolade, Käse und Frittiertes sind die besten Freunde des Hüftgolds und werden nur noch zu besonderen Anlässen gegessen. Ob Sie Ihren Po nun vergrößern oder verkleinern, heben, straffen oder festigen wollen – Sie alle werden dieselben leckeren, nahrhaften und leicht zuzubereitenden Nahrungsmittel zu sich nehmen.

Ich bin kein großer Freund von Milchprodukten, aber wie die meisten Dinge im Leben sind sie in Maßen okay. Halten Sie sich an fettarmen Naturjoghurt (ich mag die griechische Variante, da sie weniger Zucker enthält). Ich selbst bevorzuge einen fettfreien Joghurt, den ich mit einigen Blaubeeren garniere. Er ist reich an Nährstoffen, Kalzium und den Vitaminen D und C. Außerdem liefert er reichlich Antioxidantien.

Obst enthält Vitamine, aber leider auch viel Zucker. Schränken Sie Ihren Obstkonsum daher ein. Die folgenden Früchte sind erlaubt, aber nur vor 14 Uhr: Erd-,

Blau- oder Brombeeren, Kiwis, Äpfel und hin und wieder eine Grapefruit. Eine Portion am Tag reicht für jeden Körpertyp aus. Wenn Sie also Joghurt mit Beeren zum Frühstück essen, ist der Tagesbedarf schon gedeckt.

Kohlenhydrate sind nicht völlig tabu: Vor allem Frauen, die dem Körpertyp nach Kristina oder Joyce entsprechen, dürfen sich hin und wieder eine Portion gesunder Kohlenhydrate in Form von Quinoa, Linsen, Bohnen, Hafermehl oder braunem Reis gönnen.

Und Schokolade und Käse? Wenn Sie einen knackigen Po wollen, müssen Sie die Finger von Käse lassen.

So ist es nun mal. Tut mir leid.

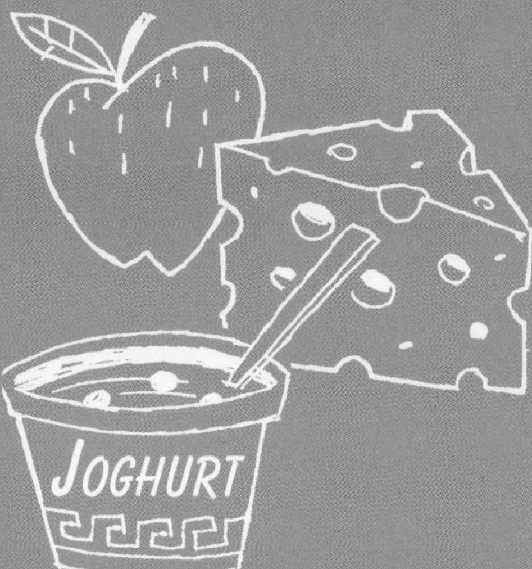

6 GUTE UND SCHLECHTE LEBENSMITTEL

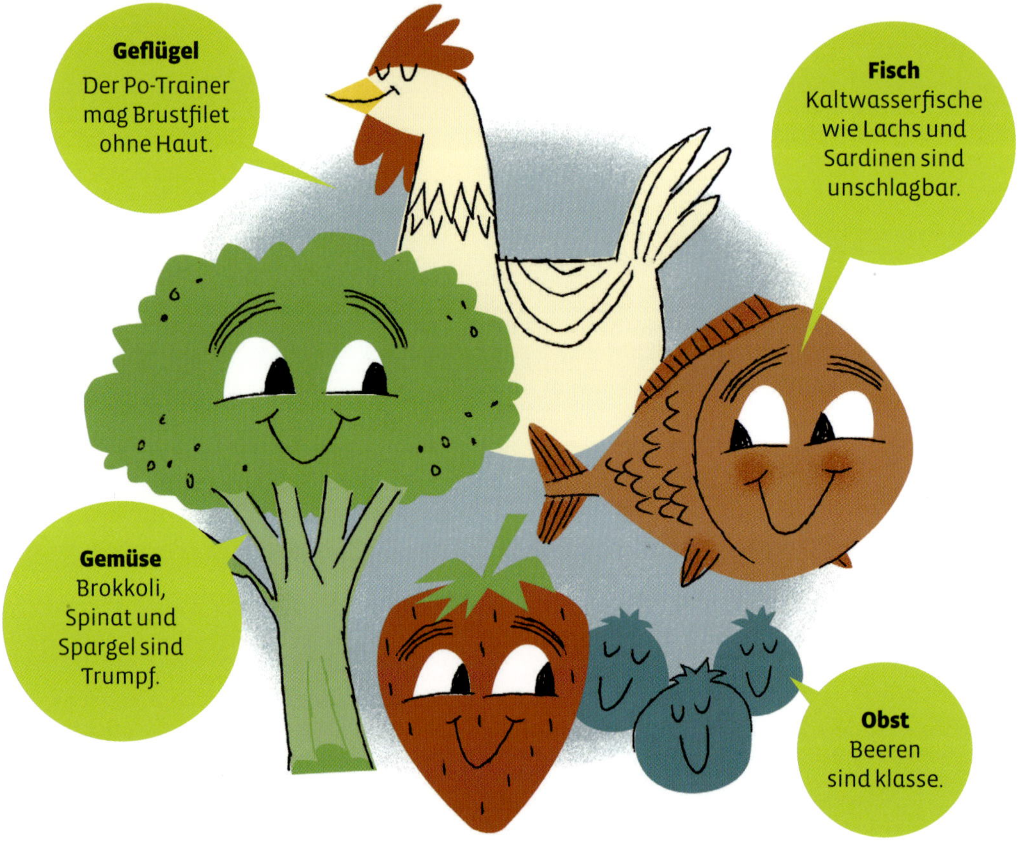
Geflügel
Der Po-Trainer mag Brustfilet ohne Haut.
Fisch
Kaltwasserfische wie Lachs und Sardinen sind unschlagbar.
Gemüse
Brokkoli, Spinat und Spargel sind Trumpf.
Obst
Beeren sind klasse.

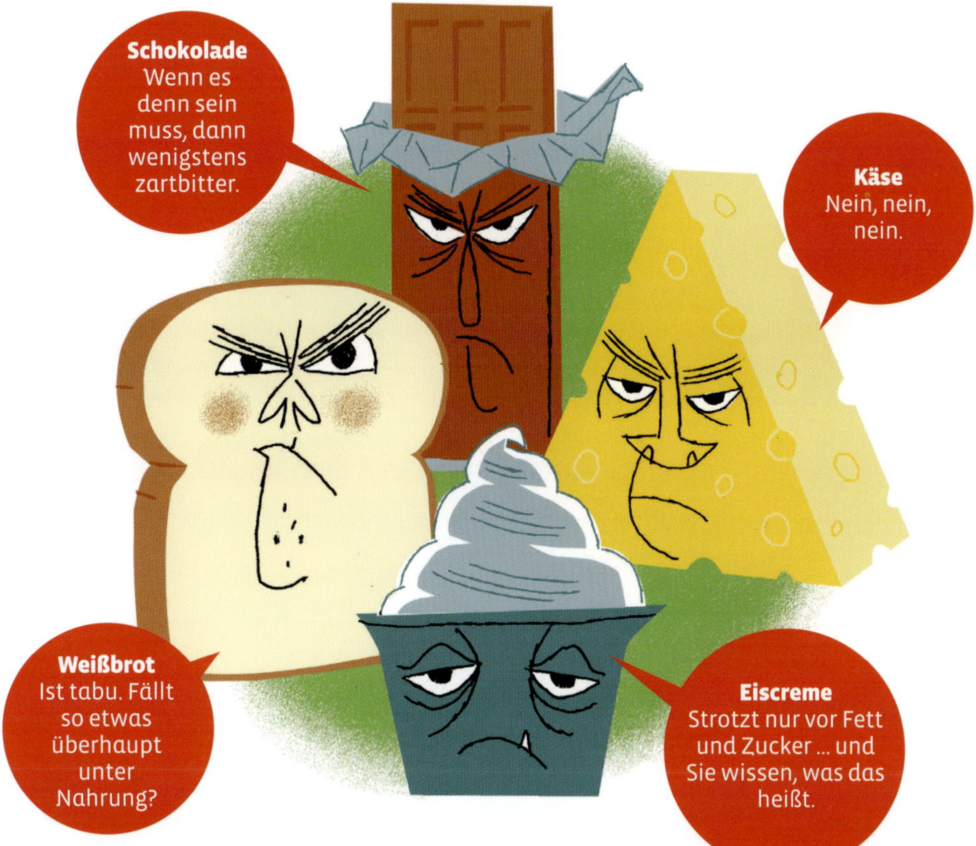
Schokolade
Wenn es denn sein muss, dann wenigstens zartbitter.
Käse
Nein, nein, nein.
Weißbrot
Ist tabu. Fällt so etwas überhaupt unter Nahrung?
Eiscreme
Strotzt nur vor Fett und Zucker ... und Sie wissen, was das heißt.

6 DER ESSENSPLAN

Ich empfehle fünf Mahlzeiten pro Tag: alle drei Stunden. Ich kann nicht oft genug sagen, wie wichtig es ist, zu frühstücken, den Großteil der täglichen Kalorien und Kohlenhydrate vor 14 Uhr aufzunehmen und sich an meine gesunden Snacks zu halten. Im Laufe Ihres Po-Projekts werden Sie immer

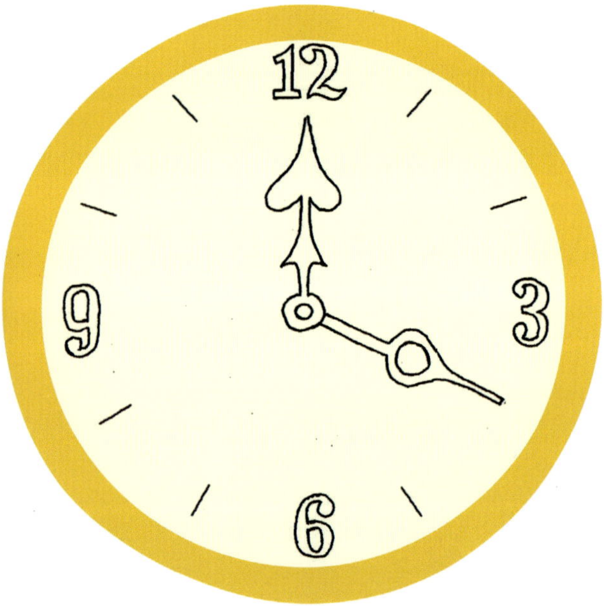

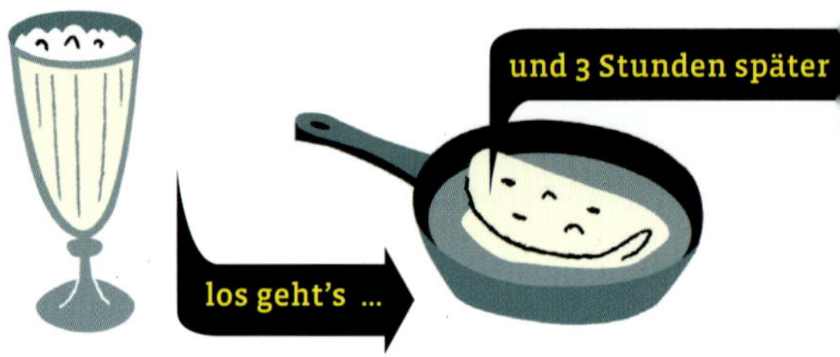

7.00 Uhr
Guten Morgen! Nehmen Sie Proteine in Form eines Shakes oder hart gekochter Eiweiße zu sich.

10.00 Uhr
Und wieder Proteine! Essen Sie jene der beiden Eiweißquellen, die Sie nicht schon zum Frühstück gegessen haben.

wieder einmal der Versuchung erliegen und sündigen. Aber keine Bange, das ist auch den straffsten und rundesten Pos schon passiert. Doch bleiben Sie auf Kurs und legen Sie sich vor allem dann ins Zeug, wenn Sie sich am Tag zuvor ein Stück Pizza oder Käse gegönnt haben.

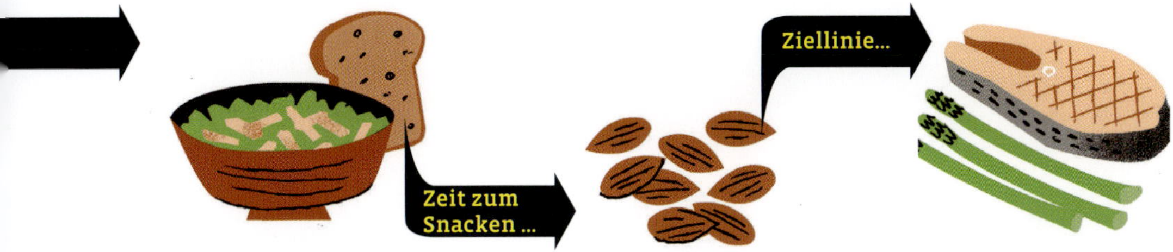

13.00Uhr

Wie wär's mit einem Power-Lunch: Kombinieren Sie mageres Protein (Huhn, Pute, Thunfisch) mit Gemüse. Sie können sich mittags außerdem eine gesunde Getreidesorte hinzunehmen, etwa eine Scheibe Vollkornbrot oder eine Tasse gekochten braunen Reis.

16.00 Uhr

Gönnen Sie sich Proteine: eine Handvoll Mandeln ist eine gute Wahl.

19.00 Uhr

Beim Abendessen orientieren Sie sich am Lunch: Mageres Protein und Gemüse, nur lassen Sie jetzt die Kohlenhydrate weg.

6 AM BALL BLEIBEN

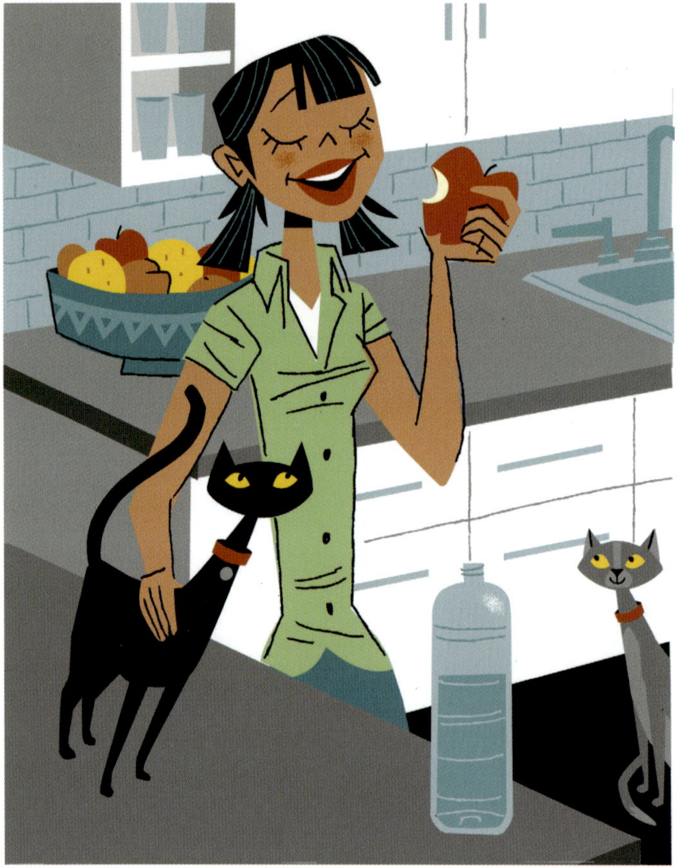

ZU HAUSE

Schaffen Sie alle Versuchungen gleich aus dem Haus. Sie können Chips und Süßem nicht widerstehen? Kaufen Sie sie erst gar nicht! Ihr Zuhause sollte frei von allem sein, was Ihnen und Ihrem neuen Ernährungsplan in die Quere kommen könnte. Auf Ihrer Einkaufsliste sollten vornehmlich mageres Protein, gesundes Gemüse und vollwertiges Getreide stehen.

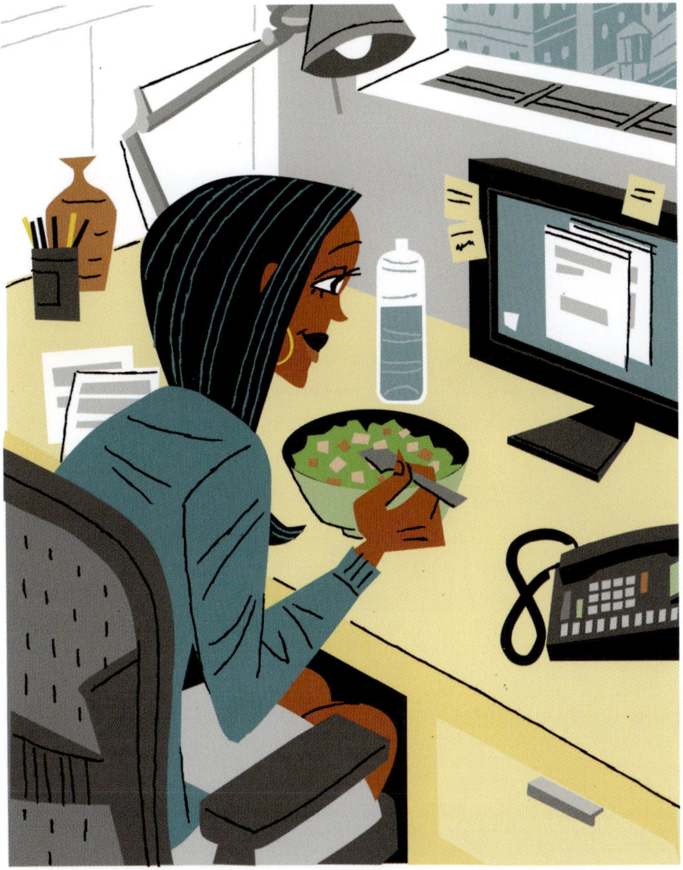

IM BÜRO

Nutzen Sie die Hälfte Ihrer Mittagspause für einen Spaziergang an der frischen Luft. Lausiges Wetter? Ein Satz Kniebeugen am Schreibtisch tut's auch ...

6 AM BALL BLEIBEN

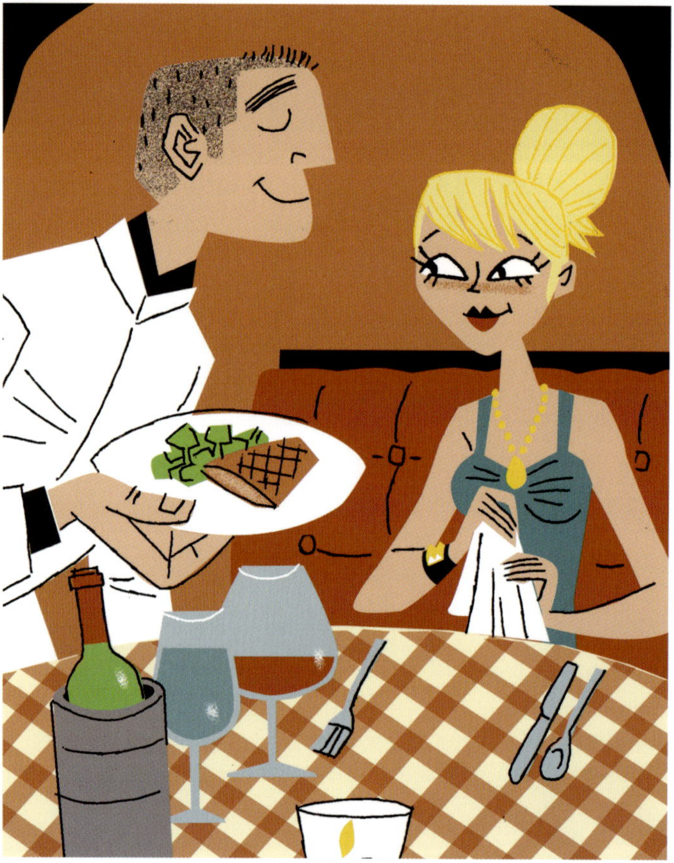

ESSEN GEHEN

Ich gehe öfter mit meinen Klienten essen, um ihnen Tipps zur Auswahl der Speisen zu geben. Rufen Sie das Lokal vorher an (oder sehen Sie im Internet nach), um zu erfahren, was auf der Speisekarte steht. So fällt es leichter, eine vernünftige Wahl zu treffen. Verzichten Sie auf Brot und bestellen Sie das Gericht, das Sie sich ausgesucht haben, bevor der große Hunger kam.

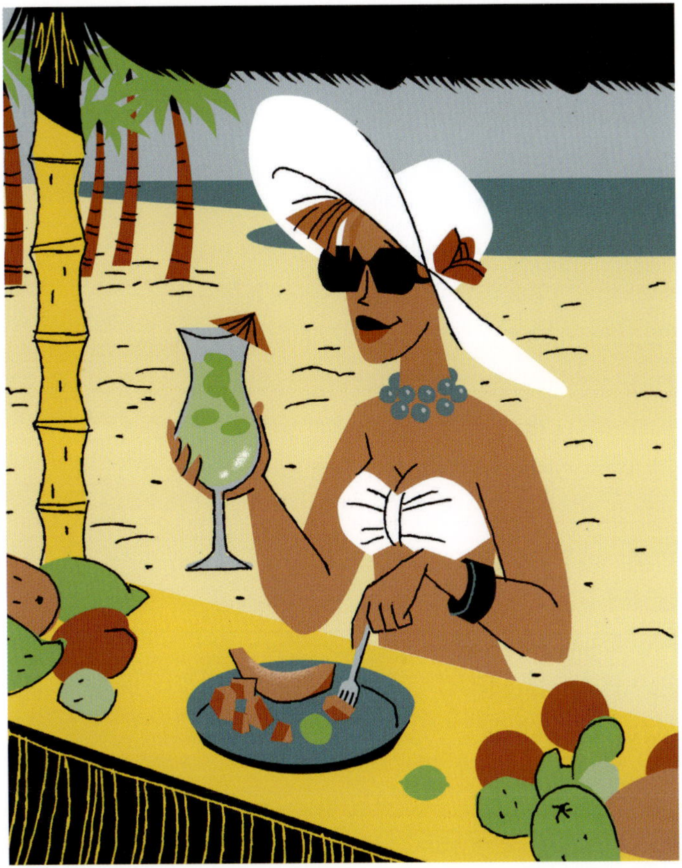

IM URLAUB

Ich bin kein Sadist. Genießen Sie die schönste Zeit des Jahres! Krönen Sie Ihren Drink (aber bitte nur einen!) mit einem Schirmchen, lehnen Sie sich zurück und präsentieren Sie Ihren neuen Bikini. Sie haben es sich verdient!

Willkommen zu Ihrem neuen Po-Gefühl …

Herzlichen Glückwunsch! Wenn Sie sich strikt an diese Anleitung gehalten haben, sitzen Sie jetzt gerade auf einem ziemlich aufsehenerregenden Hinterteil! Gehen Sie hinaus in die Welt, schlüpfen Sie in enge Jeans, ein figurbetontes Kleid oder einen knappen Bikini und freuen Sie sich über die vielen anerkennenden Blicke – die Hauptsache ist doch, dass Sie sich in Ihrer Haut wohlfühlen und das Leben in vollen Zügen genießen können. Ob in der Fußgängerzone, am Strand oder im Schlafzimmer … Sie sind die stolze Besitzerin eines knackigen Pos, der sich wirklich sehen lassen kann!

Wenn Ihnen dieses Büchlein gefallen hat, dann können Sie sich auf weitere dieser Art freuen, die sich anderen Körperpartien widmen werden – Schultern, Rücken und Armen sowie Beinen und Bauch.

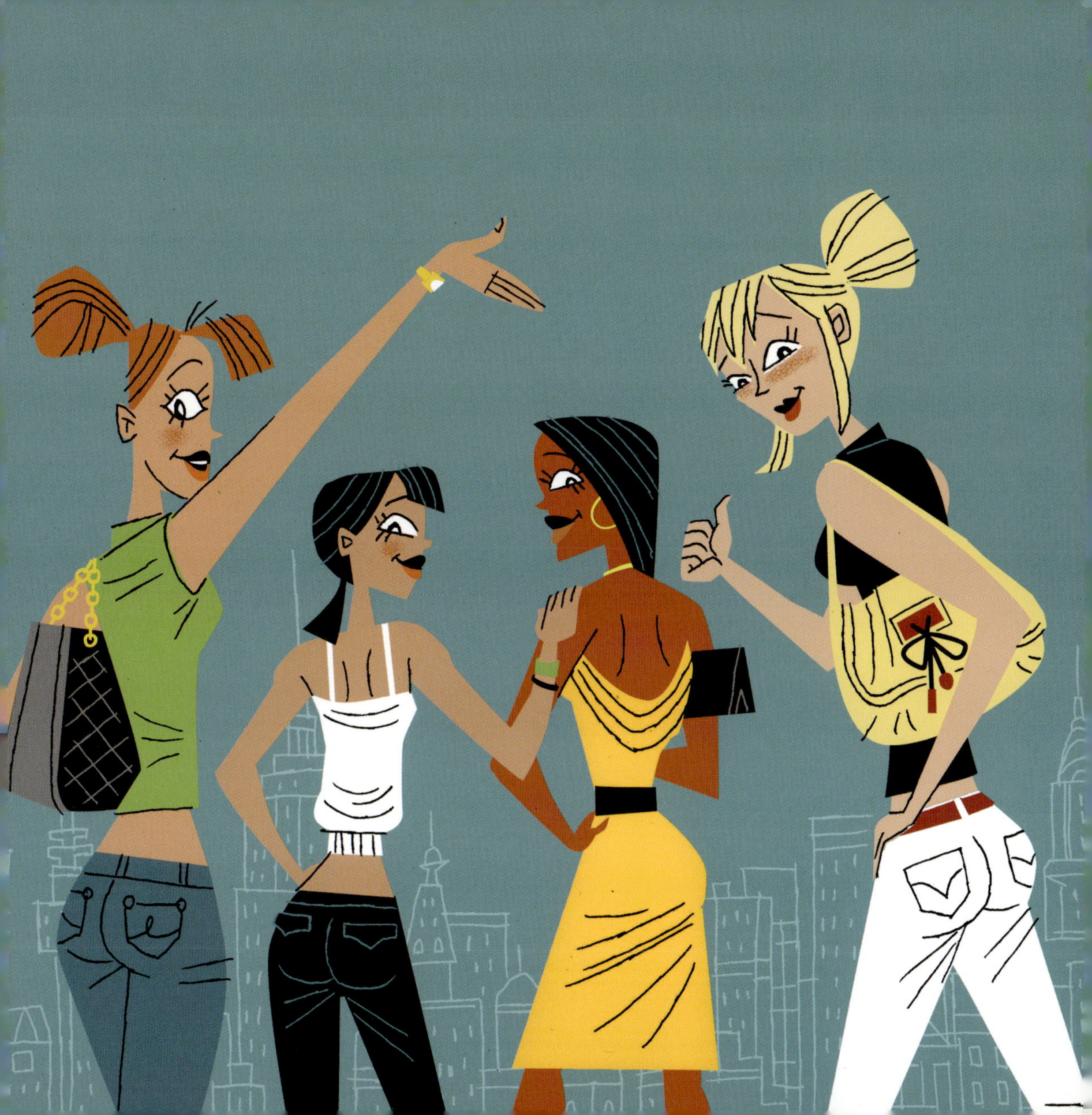

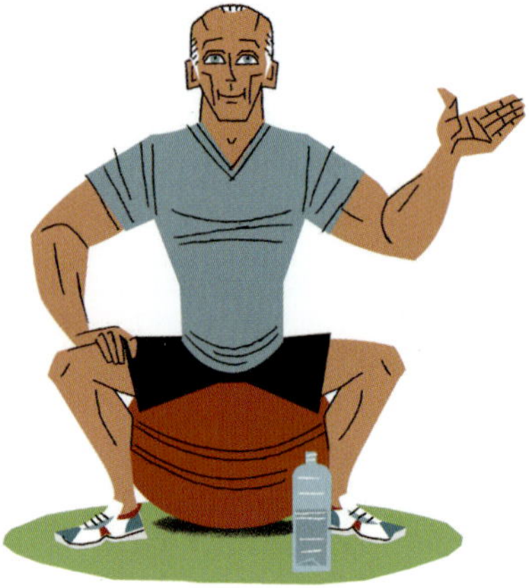